不調が治るストレッチ

1分でスッキリ

監修 フィットネスインストラクター
西川奈穂美

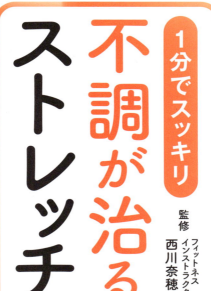

はじめに

　どんなに健康な人でも、年齢を重ねれば体は次第に衰えていきます。それは避けることのできない変化ですが、ケア次第で衰えを少なくすることはできます。ストレッチは、私たちの体を支える筋肉を健康に保つため手段の一つです。

　もちろん、規則正しい生活や栄養バランスのよい食事をとることが健康を維持する基本。その上でのストレッチは、痛みをやわらげたり、不調を改善したり、あるいは精神的なリラックスをもたらす大きな力になってくれるでしょう。

　本書には、誰でも手軽にできるストレッチを数多く収録しています。皆さんが快適に毎日を過ごす助けになれば幸いです。

第1章　ストレッチの基本

ストレッチの基本……………………… 12

ストレッチのコツ①…………………… 14

ストレッチのコツ②…………………… 16

第2章　首・頭まわり

首こり解消①…………………………… 18

首こり解消②…………………………… 20

首こり解消③…………………………… 22

首こり解消④…………………………… 24

首こり解消⑤…………………………… 26

頭痛解消①……………………………… 28

頭痛解消②……………………………… 30

目の疲れ解消①………………………… 32

目の疲れ解消②………………………… 33

目の疲れ解消③………………………… 34

顔のむくみ解消………………………… 36

`column` ストレッチは体の温かい時に … 38

index

第3章　肩・背中まわり

肩こり解消①……………………………　40

肩こり解消②……………………………　42

肩こり解消③……………………………　44

肩こり解消④……………………………　46

肩こり解消⑤……………………………　47

四十肩・五十肩予防①…………………　48

四十肩・五十肩予防②…………………　50

四十肩・五十肩予防③…………………　52

背中こり解消①…………………………　54

背中こり解消②…………………………　56

背中こり解消③…………………………　58

背中こり解消④…………………………　60

背中こり解消⑤…………………………　62

猫背解消①………………………………　64

猫背解消②………………………………　66

猫背解消③………………………………　68

二の腕のたるみ引き締め①……………　70

二の腕のたるみ引き締め②	72
前腕の疲れ解消	74
column 静的・動的ストレッチ	76

第4章　腰・腹まわり

腰痛予防①	78
腰痛予防②	80
腰痛予防③	82
腰痛改善①	84
腰痛改善②	86
腰痛改善③	88
腰痛改善④	90
腰痛改善⑤	92
骨盤ゆがみ矯正①	94
骨盤ゆがみ矯正②	96
ぽっこりお腹引き締め①	98
ぽっこりお腹引き締め②	100
column 腰痛のメカニズム	102

index

第5章　脚まわり

股関節の痛み解消①………………………… 104

股関節の痛み解消②………………………… 106

股関節の痛み解消③………………………… 108

ヒップ引き締め①…………………………… 110

ヒップ引き締め②…………………………… 112

太ももの疲れ解消①………………………… 114

太ももの疲れ解消②………………………… 116

太ももの疲れ解消③………………………… 118

太ももの疲れ解消④………………………… 120

ひざの痛み解消①…………………………… 122

ひざの痛み解消②…………………………… 124

ひざの痛み解消③…………………………… 126

ふくらはぎのむくみ解消①………………… 128

ふくらはぎのむくみ解消②………………… 130

ふくらはぎのむくみ解消③………………… 132

足の疲れ解消………………………………… 134

`column` O脚・X脚チェック ……………… 136

O脚・X脚改善 ………………………… 138

column 靴で体のゆがみチェック① …… 140

第6章　女性の不調

冷え性解消①………………………………… 142

冷え性解消②………………………………… 144

便秘解消①…………………………………… 146

便秘解消②…………………………………… 148

月経痛解消①………………………………… 150

月経痛解消②………………………………… 152

尿もれ解消…………………………………… 154

column 靴で体のゆがみチェック② …… 156

第7章　メンタルケア

自律神経の乱れ解消①……………………… 158

自律神経の乱れ解消②……………………… 160

イライラ解消①……………………………… 162

イライラ解消②……………………………… 164

index

不安感解消…………………………… 166

うつ解消……………………………… 168

不眠解消①…………………………… 170

不眠解消②…………………………… 172

column リンパって何？……………… 174

第8章　その他の気になる不調

疲労回復……………………………… 176

免疫力アップ………………………… 178

代謝アップ…………………………… 180

呼吸を楽にする……………………… 182

腸を整える①………………………… 184

腸を整える②………………………… 186

胃痛・胃もたれ解消………………… 188

貧血防止……………………………… 190

《ストレッチを行う際の注意点》
・運動は食後 2 時間以内を避け、動きやすい服装で行いましょう。
・体を動かす際は適宜、水分補給をしましょう。
・無理をしない程度に行いましょう。特に持病のある方、妊娠中の方、産後間もない方は医師の許可を得て、体調を確認しつつ自己責任のもとで行ってください。
・ストレッチ実施中に痛みや体調不良を感じた場合は、すぐにストレッチを中止してください。
・健康面や体調については自己判断せず、気になることがあれば医師や病院に相談してください。

第1章 ストレッチの基本

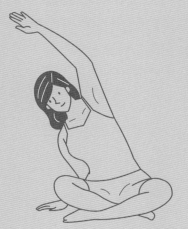

安全にリラックスしてストレッチを行うために、まずはストレッチがどんなものなのかを知っておきましょう。

ストレッチの基本

●● 体の痛みの原因

　腰痛や肩こり、関節痛といった体のトラブルは、年齢を重ねればほとんどの人が抱える悩みになります。これらの痛みの原因で多いのが、筋肉が硬くなっていることです。

　運動不足になったり、デスクワークや立ち仕事などで同じ姿勢が続いたりすると、よく使う筋肉に偏りが出てきます。そうすると、使わない筋肉はどんどん硬くなっていきます。そして、動きにくくなった体を補助するために一部の筋肉に過剰な負担がかかり、また硬くなっていくのです。

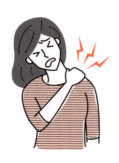

●● ストレッチの効果

　そのようにして硬くなった筋肉をほぐすのが、ストレッチです。筋肉を引っ張り、伸ばすことで柔軟性を向上させます。

　また、ストレッチをして筋肉の緊張が解ければ、周辺の血液やリンパの流れも良くなります。血行やリンパの流れの改善は、体の痛みだけでなく免疫機能の向上やシェイプアップにもつながるのです。

●● メンタル面にも好影響

　こわばっていた筋肉を伸ばすことは単純に「気持ちいい」ことでもあります。嫌なことがあったり、考えすぎて気持ちがこもってしまったりした時には、気分転換にストレッチをしてみましょう。ピンと張っていた気持ちもほぐれ、心がリラックスするはずです。

ストレッチのコツ①

●● 気をつけること

　ストレッチをする時、最も気をつけたいのは「無理をしないこと」です。硬くなった筋肉を引っ張ってほぐすのがストレッチですが、強い痛みを感じるほど無理に行うと、余計に筋肉が緊張して固まったり、ケガをする恐れもあります。

●● 伸ばす強さと時間

　筋肉を伸ばして、「痛気持ちいい」と感じるくらいのところで止めるのが大切です。その姿勢を5秒、10秒とキープして、痛みを感じるようなら伸ばしすぎということ。ちょうどリラックスできる程度の伸ばし方を確認しながら行いましょう。

　伸ばす時間については、本書では3呼吸を目安にして解説していきますが、ご自身の気持ちよいと感じる長さで調整すればOKです。

●● 正しい伸ばし方

　ストレッチは、ポーズだけをまねて闇雲に筋肉を伸ばしているだけでは効果が期待できません。まずは、伸ばしたい筋肉をよく意識しましょう。そうすることで、その筋肉がきちんと伸びるように、自分で調節しながら動かすことができます。

　そして、ストレッチは呼吸に合わせることも大切です。筋肉を伸ばす時には息をしっかり吐くのがコツ。体に力を入れすぎて呼吸を止めてしまうことのないよう、しっかり呼吸しながら行いましょう。

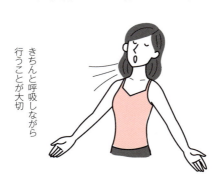

きちんと呼吸しながら行うことが大切

ストレッチのコツ②

●● ストレッチの種類とタイミング

　本書には多くのストレッチが載っているので、どのストレッチをどれくらいやればいいのか悩んでしまうかもしれません。各々(おのおの)の体の状態によって、効果的なストレッチが異なるのも事実です。しかし、あまり深く考えずに気になる部位のストレッチをやってみて、気持ちいいと思えればそれでOKです。「毎日〇分」「この時間に〇回」といったルールも不用。ちょっと疲れを感じたり、一息つきたくなった時、何かの合間にやりましょう。

　ただし、体調やゆがみを改善するには、とにかくこまめに行う必要があります。負担に感じない程度に、継続することも大切です。

第2章 首・頭まわり

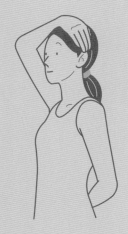

家事、デスクワークなどで疲れやすい首まわり。血流を良くして目や頭もスッキリさせましょう。

首こり解消ストレッチ①

　家事やデスクワークなどで下を向く姿勢が続くと首の後ろが疲れてきます。ストレッチで血のめぐりを良くしましょう。

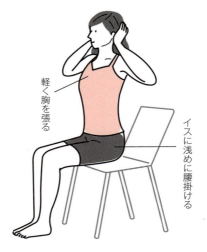

軽く胸を張る

イスに浅めに腰掛ける

①背筋を伸ばしてイスに座り、両手を頭の側面に軽く添える。

\check/

首は、体重の10％前後もある頭を支えているため、非常に疲れのたまりやすい部位。仕事の合間などに、こまめにほぐしましょう。

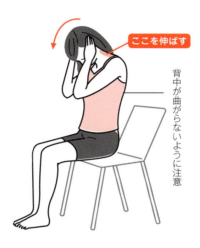

②ひじを締めて、あごを胸につけるように引いていく。首の後ろの伸びを意識して3呼吸。

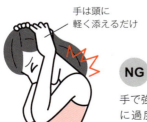

NG

手で強く押さえると、首に過度な負担がかかってしまうので注意。

首こり解消ストレッチ②

頭を支えるのに重要な役割をもつ、耳の下から鎖骨の筋肉を伸ばします。

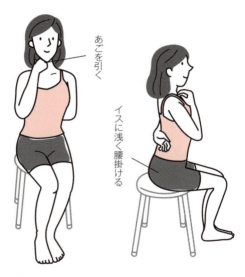

あごを引く

イスに浅く腰掛ける

①背筋を伸ばしてイスに座り、左手を背中に回して胸を張る。あごが上がらないように右手で押さえるとやりやすい。

\ check /

背中の手は無理のない範囲でできるだけ深く回すと、よく伸びます。

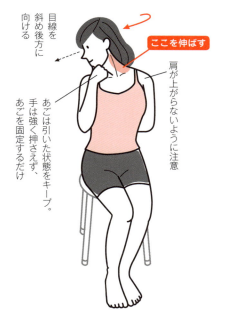

②あごを引いたまま首を右方向に回し、伸びを感じるところで3呼吸。反対側も同様に行う。

\check/

首はデリケートな部位なので、無理なくできる範囲で行いましょう。

首こり解消ストレッチ③

　腰を曲げたまま首を動かす時に負担がかかる、首側面の筋肉を伸ばすストレッチ。肩こりの改善にも有効です。

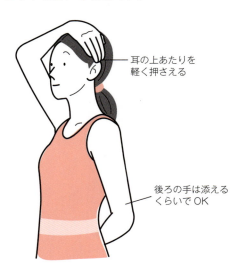

耳の上あたりを軽く押さえる

後ろの手は添えるくらいでOK

①左手を背中に回して胸を張り、右手を左耳の上に当てます。

\check/

座って行ってもOKなので、仕事中、オフィスなどでも手軽にできるストレッチです。

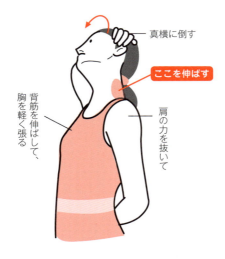

真横に倒す

ここを伸ばす

背筋を伸ばして、胸を軽く張る

肩の力を抜いて

首・頭

②頭をゆっくりと右に倒していき、首の側面の伸びを意識して3呼吸。反対側も同様に行う。

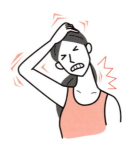

NG

手で頭を強く押さえると、首に過度な負荷がかかってしまいます。この手は頭を軽く支えるイメージで。

首こり解消ストレッチ④

　首は後ろの疲ればかりを意識しがちですが、前の筋肉も硬くなります。手を使って引っ張るように伸ばしましょう。

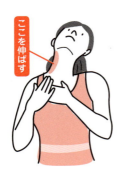

①右の鎖骨に、指を引っかけるようにして左手をおき、右手を重ねて左手を固定する。

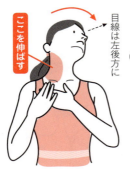

②手で皮膚を押さえながら、ゆっくりと頭を左後方に倒していく。筋肉が伸びているところで3呼吸おく。反対側も同様に行う。

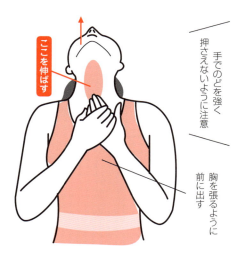

首・頭

③手の位置をのどぼとけのあたりに移動させる。

④手で皮膚を押さえながら、ゆっくりとあごを上げていく。首の筋肉の伸びを意識しながら3呼吸おく。

\ check /

あご下のたるみ引き締めや、首のしわを伸ばす効果も期待できます。

首こり解消ストレッチ⑤

　首を後ろに反らせる時などに頭を支える僧帽筋（そうぼうきん）という筋肉。ここをほぐすことで、首や肩の疲労を解消します。

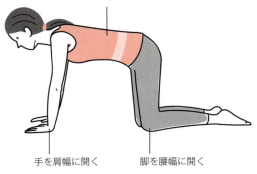

背筋を反らさず、まっすぐにする

手を肩幅に開く　　脚を腰幅に開く

①背筋を伸ばし、両手、両ひざを軽く開いて、床につく。

\ check /

首の筋肉をほぐすだけでなく、猫背解消にも効果が期待できます。

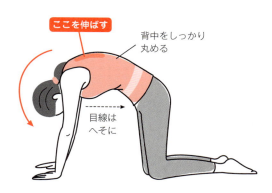

首・頭

②へそを覗き込むようにして背中を丸めながら頭を下げる。左右の肩甲骨(けんこうこつ)の間が伸びているのを意識しながら3呼吸おく。

NG

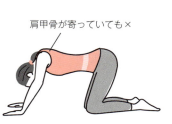

頭を下げる時に背筋が伸びていたり反った状態だと、筋肉がうまく伸びません。

頭痛解消ストレッチ①

首や肩のこりが原因で頭痛を起こすことも。首から背中にかけての筋肉をほぐすストレッチで痛みをやわらげましょう。

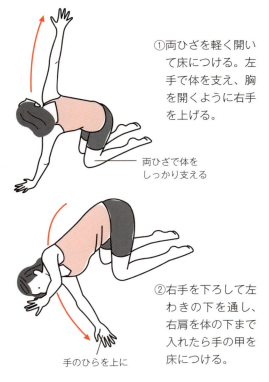

①両ひざを軽く開いて床につける。左手で体を支え、胸を開くように右手を上げる。

両ひざで体をしっかり支える

②右手を下ろして左わきの下を通し、右肩を体の下まで入れたら手の甲を床につける。

手のひらを上に

首・頭

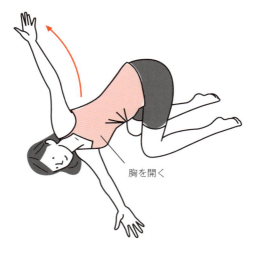

胸を開く

③左手を上げて胸を開くようにして、3呼吸キープ。反対側も同様に行う。

\ check /

リラックス効果の高いストレッチなので、寝る前に行えば安眠にもつながります。

頭痛解消ストレッチ②

　頭の頂点にあるツボ、百会（ひゃくえ）には、頭痛を緩和させる効果が。百会を刺激しながら同時に首の血流を改善するストレッチです。

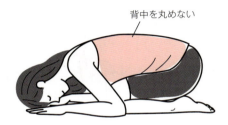

背中を丸めない

①正座の状態で体を前に倒し、両手を頭の横に置く。

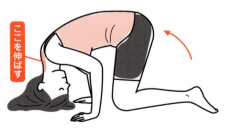

ここを伸ばす

首に体重をかけすぎず、手でも体を支える

②お尻を上げ、前に重心を移して頭頂部を床につける。百会への刺激と首の後ろの伸びを意識して３呼吸おく。

首・頭

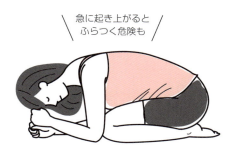

＼急に起き上がると／
ふらつく危険も

③一旦①の姿勢に戻り、少し頭を持ち上げて血流を安定させてから起き上がる。

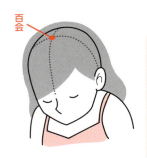

百会

＼check／

両耳を結んだ線の中央にあるのが、「百会」というツボ。押すと頭の血流が良くなり、頭痛や疲れ目などに効きます。

目の疲れ解消ストレッチ①

　耳の下から首筋にかけての血液とリンパの流れを改善するストレッチ。デスクワークなどによる目の疲れの解消になります。

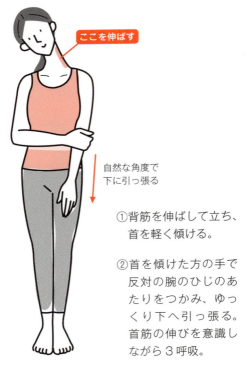

ここを伸ばす

自然な角度で下に引っ張る

①背筋を伸ばして立ち、首を軽く傾ける。

②首を傾けた方の手で反対の腕のひじのあたりをつかみ、ゆっくり下へ引っ張る。首筋の伸びを意識しながら3呼吸。

目の疲れ解消ストレッチ②

視線を下げたり眉間にしわを寄せた表情が続くと額の筋肉が疲れます。意識しづらい部分ですが、ストレッチでほぐしましょう。

首・頭

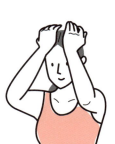

①手のひらのつけ根あたりをまゆの上に押し当てる。

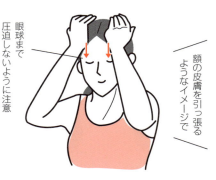

眼球まで圧迫しないように注意

額の皮膚を引っ張るようなイメージで

②目を閉じて、深く息を吐きながら、額の筋肉をゆっくり下に押し下げる。

目の疲れ解消ストレッチ③

　眼球を動かして目の回りの筋肉をやわらげることで、老眼の予防や、長時間のパソコン作業の目の疲れに効きます。

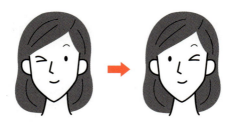

①左右交互に10回ずつウインクする。スピードや目を閉じる強さを変えて緩急をつけながら行うと◎。

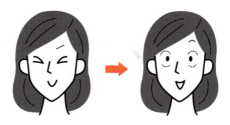

②両方のまぶたを強くぎゅっと閉じて、パッと開く。これを5回行う。

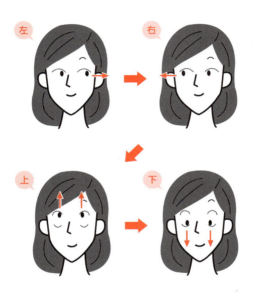

②眼球を左右、上下に動かす。

③眼球をぐるっと一周させる。

④ ②〜③を3回くり返す。

\check/

強く動かしすぎて目に痛みを感じることのないよう、ゆっくり行いましょう。

顔のむくみ解消ストレッチ

　頭がずっしりと重く感じた時は、頭の横の筋肉を伸ばしましょう。顔のむくみやこわばりが改善してすっきりします。

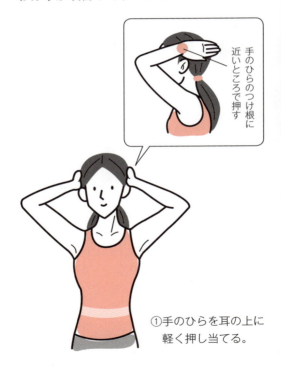

手のひらのつけ根に近いところで押す

①手のひらを耳の上に軽く押し当てる。

首・頭

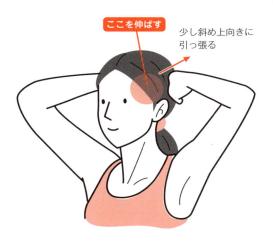

ここを伸ばす
少し斜め上向きに引っ張る

②皮膚を引っ張るようなイメージで、こめかみから耳の上の筋肉を後ろに伸ばして、3呼吸。

\check/

頭の血流が改善されて、頭痛や首のこりにも効きます。ただし、頭が脈打つような頭痛の時は逆効果になることもあるので控えましょう。

column
ストレッチは体の温かい時に

　筋肉には、温かいと伸びやすく、冷えていると伸びにくいという性質があります。そのため、入浴後や、歩いて帰ってきた後など、体が温まっている時がストレッチに最適なタイミングと言えます。

　反対に、体が冷えている状態での急なストレッチは、筋肉を余計に硬くしたり、やり方によっては痛める危険もあります。意識してゆるやかに伸ばしたり、伸ばす前に軽く屈伸運動をしておくなど、身体への負担に気をつけて行いましょう。

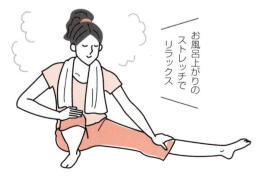

お風呂上がりのストレッチでリラックス

第3章

肩・背中まわり

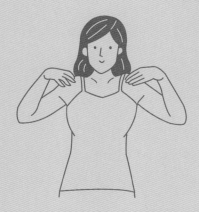

肩や背中は、こりなどの不調を感じない人がほとんどいない部位。こまめにほぐして疲れを取りましょう。

肩こり解消ストレッチ①

　首のつけ根から肩、背中にかけての筋肉が固まると肩こりが悪化します。意識的に動かして、ほぐしておきましょう。

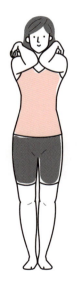 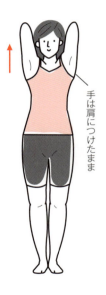

手は肩につけたまま

①背筋を伸ばして立つ。肩に手を置き、両ひじをつけて前に突き出す。

②ひじを真上に向けるように、腕を頭の横に上げていく。

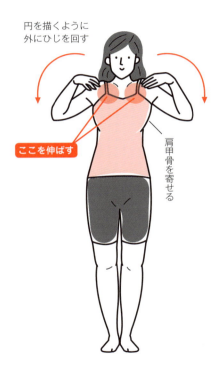

円を描くように外にひじを回す

ここを伸ばす

肩甲骨を寄せる

肩・背中

③息を吐きながら、胸を張るようにしてゆっくりとひじを下ろす。

④ ①～③を5回ほど繰り返す。

肩こり解消ストレッチ②

腕のつけ根の筋肉を刺激することで、腕、わき、胸の血流とリンパの流れが改善し、痛みがやわらぎます。

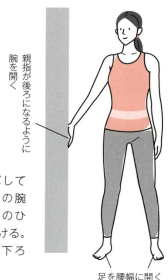

親指が後ろになるように腕を開く

足を腰幅に開く

①背筋を伸ばして立ち、片方の腕を開いて手のひらを壁につける。反対の腕は下ろしておく。

\check/

慢性的な肩こりの時に、むやみにもんだり叩いたりすると悪化することもあります。ストレッチで体の内側から改善しましょう。

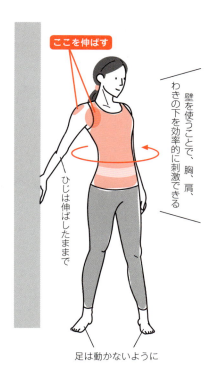

②壁の反対方向に上半身をねじり、肩のまわりに伸びを感じるところで3呼吸キープ。反対側も同じように行う。

肩こり解消ストレッチ③

　前屈みの姿勢が続くと、首の後ろから背中の中央あたりまで広がる僧帽筋(そうぼうきん)が固まり、肩こりの原因になります。

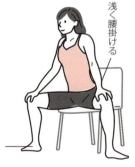

①背筋を伸ばしてイスに座り、足を開く。ひじを伸ばして、手をひざに置く。

浅く腰掛ける

つま先とひざは同じ方を向ける

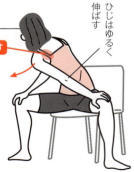

目線を少し下に向ける

ひじはゆるく伸ばす

ここを伸ばす

②ひざを押すようにして、左の肩を前に出す。肩の後ろの伸びを意識して３呼吸。反対側も同じように行う。

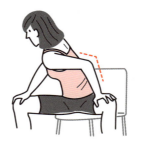

NG

押し出す方のひじが曲がると、力が弱まり、充分な刺激が伝わりません。ただし、強く伸ばすと痛めることがあるので、少しゆるめておきましょう。

肩・背中

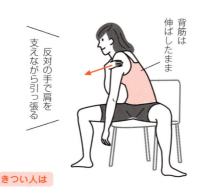

背筋は伸ばしたまま

反対の手で肩を支えながら引っ張る

きつい人は

肩や股関節が痛む場合は、反対の手で肩を押さえながら行っても OK。

肩こり解消ストレッチ④

　腕の上げ下げに使うのが、肩を覆う三角筋という筋肉。ここをほぐしておくと、スムーズに腕を動かすことができます。

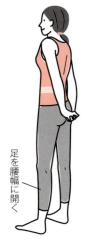
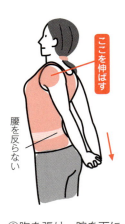

足を腰幅に開く

ここを伸ばす

腰を反らない

①背筋を伸ばして立ち、手のひらを内側にして手を後ろで組む。

②胸を張り、腕を下に引っ張るようにして伸ばす。肩の前部が伸びているのを意識して3呼吸おく。

きつい人は

手を組んで胸を張ると痛む人は、①の姿勢で肩甲骨（けんこうこつ）を寄せるようにするだけでも効果あり。

肩こり解消ストレッチ⑤

　左ページのストレッチと一緒に行うことで効果アップ。腕が軽くなり、上げたり回したりする動きが楽になります。

肩・背中

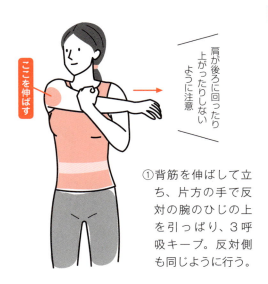

ここを伸ばす

肩が後ろに回ったり上がったりしないように注意

①背筋を伸ばして立ち、片方の手で反対の腕のひじの上を引っぱり、3呼吸キープ。反対側も同じように行う。

\check/

肩は、前・後ろ・上と様々な方向に曲がる関節です。ストレッチをセットで行い、それぞれの動きに対応した筋肉の部位をケアしましょう。

四十肩・五十肩予防ストレッチ①

　肩は複雑な構造をしているので、様々な原因で痛みが発生します。周辺の筋肉をほぐし、四十肩・五十肩を予防しましょう。

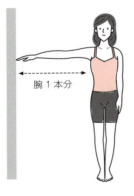

腕1本分

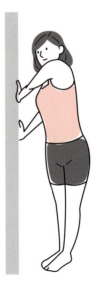

①壁の角から腕1本分の位置に、壁を横にして背筋を伸ばして立つ。

②壁に近い方の手を下にして、壁の角に両手を引っかける。

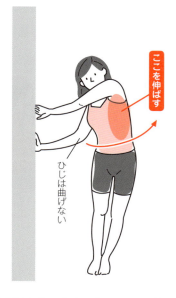

③壁の反対方向に体をひねる。肩の後ろ側から背中側面にかけて伸びていることを意識して3呼吸。反対側も同様に行う。

\check/

手をつく位置を、1回目は壁の下の方に、次はもう少し上の方に、と変えて行うことで、より広い範囲の筋肉を伸ばすことができます。

四十肩・五十肩予防
ストレッチ②

長時間のデスクワークや家事で肩甲骨（けんこうこつ）の間の筋肉は固まりがち。柔軟性を取り戻して、肩の痛みを予防しましょう。

①背筋を伸ばしてイスに座る。手のひらを内側にして体の前で手を組み、ひじを軽く曲げる。

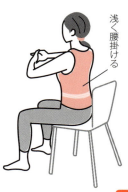

浅く腰掛ける

②腕を前に引っ張りながら、頭を下げて背中を丸める。肩甲骨の間の伸びを意識して3呼吸キープ。

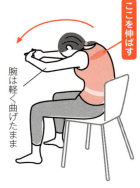

ここを伸ばす

腕は軽く曲げたまま

肩・背中

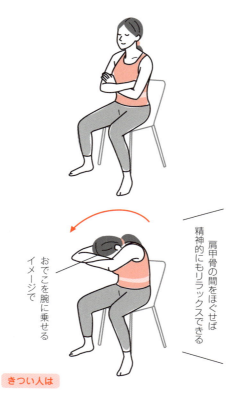

肩甲骨の間をほぐせば精神的にもリラックスできる

おでこを腕に乗せるイメージで

きつい人は

手ではなく、腕を組んで前に出すと少し楽にできます。同じように腕の中にうずめるように頭を下げて、肩甲骨の間を伸ばしましょう。

四十肩・五十肩予防ストレッチ③

腕の上げ下げをスムーズにするには、筋肉量が少なく疲れやすい肩の後ろ部分をほぐすことも重要です。

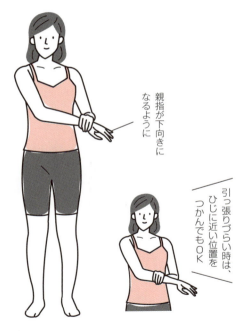

親指が下向きになるように

引っ張りづらい時は、ひじに近い位置をつかんでもOK

①手のひらを下にして、腕を体の反対側へ。もう一方の手で手首のあたりをつかむ。

伸ばした腕の反対方向に目線を向ける

ここを伸ばす

肩・背中

②つかんだ腕を斜め下に引っ張る。肩の裏側の伸びを意識して3秒間。反対側も同様に行う。

ひざを軽く曲げる

\check/
脚を前後に軽く開くと、より伸ばすことができます。

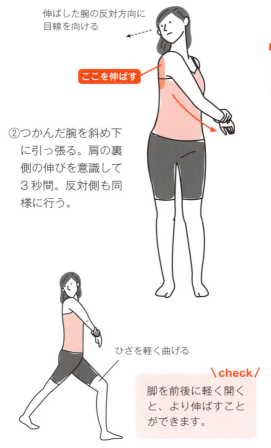

背中こり解消ストレッチ①

　運動不足などで硬くなると、疲れを感じやすくなる背中。上部をほぐすことで、腕の動きがスムーズになります。

①直立して手を内向きに組み、腕を前に伸ばす。

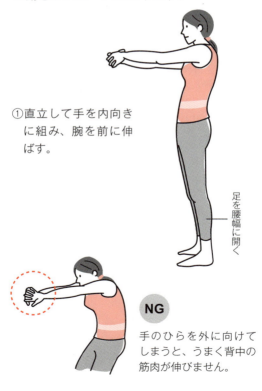

足を腰幅に開く

NG

手のひらを外に向けてしまうと、うまく背中の筋肉が伸びません。

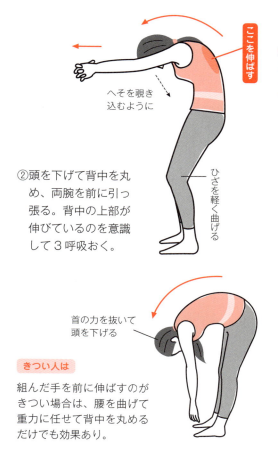

ここを伸ばす

肩・背中

へそを覗き込むように

ひざを軽く曲げる

②頭を下げて背中を丸め、両腕を前に引っ張る。背中の上部が伸びているのを意識して3呼吸おく。

首の力を抜いて頭を下げる

きつい人は

組んだ手を前に伸ばすのがきつい場合は、腰を曲げて重力に任せて背中を丸めるだけでも効果あり。

背中こり解消ストレッチ②

背中が硬くなると、首、肩の筋肉への負担も増えます。このストレッチで背中全体をほぐし、リラックスしましょう。

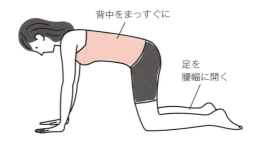

①背筋を伸ばし、手とひざを軽く広げてよつんばいになる。

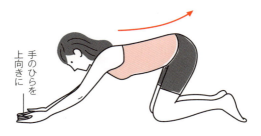

②手のひらを上に向けて、おしりを後ろに突き出すようにゆっくりと引いていく。

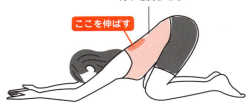

背中を反らせる

ここを伸ばす

肩・背中

③おしりを引き切ったら、背中を反らしてお腹を下に突き出しながら、背中の伸びを意識して３呼吸キープ。

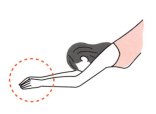

NG

手のひらを下に向けるよりも、上に向けたほうが背中全体がよく伸びます。

\ check /

肩に負担がかかるので、肩が痛い人は特に背中を無理に反らしすぎないようにしましょう。

背中こり解消ストレッチ③

　このストレッチは、筋肉を動かすことで伸ばす動的ストレッチ（→P76）です。呼吸に合わせて行ってください。

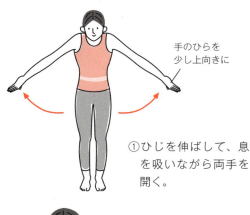

手のひらを少し上向きに

①ひじを伸ばして、息を吸いながら両手を開く。

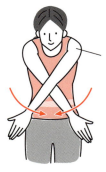

背中を丸めたまま、肩を入れるようにする

②息を吐きながら両手を内側に動かして交差させる。

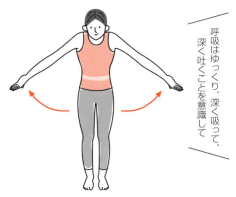

呼吸はゆっくり、深く吸って、深く吐くことを意識して

肩・背中

③息を吸いながら手を広げ、①のポーズに戻る。
①〜③を5回ほどくり返す。

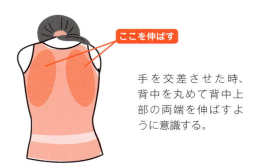

ここを伸ばす

手を交差させた時、背中を丸めて背中上部の両端を伸ばすように意識する。

背中こり解消ストレッチ④

　胸の筋肉の緊張が、背中、肩のこりにつながることも。普段疲れを意識しづらい部位ですが、ストレッチでケアしましょう。

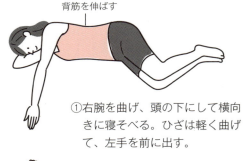

背筋を伸ばす

①右腕を曲げ、頭の下にして横向きに寝そべる。ひざは軽く曲げて、左手を前に出す。

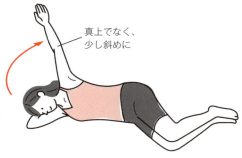

真上でなく、少し斜めに

②左手を頭の方にゆっくりと回し、耳の横を通して斜め上に持ち上げていく。

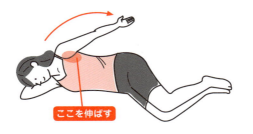

ここを伸ばす

③手をそのまま後ろに回し、腕のつけ根のあたりが伸びるのを感じるところで止めて3呼吸おく。反対側も同様に行う。

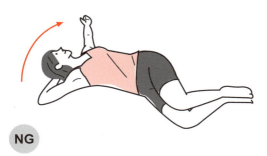

NG

手を広げる時に、体が開いてしまうとうまく胸に伸びが伝わらず、効果が弱まってしまいます。体を立てて、腕のつけ根から倒すように気をつけましょう。

背中こり解消ストレッチ⑤

わきの下にある筋肉は背中にもつながっていて、ここを伸ばせば背中の側部から下部のこりをほぐすことができます。

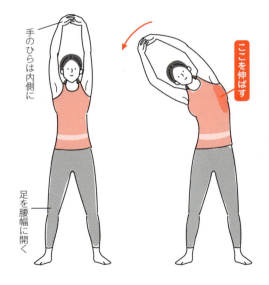

① 背筋を伸ばして直立し、手のひらが内側になるように手を組んで上に伸ばす。

② 上半身を横に傾けて、わきの下部分が伸びているのを意識しながら3呼吸おく。

肩・背中

傾ける側の手で
タオルをゆっくり
引っ張るイメージで

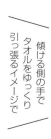

きつい人は

手を組んで上げるのがきつい時は、両手を離してタオルを持つと楽になります。

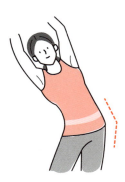

NG

腰から曲げたり、上半身を前に倒してしまうと、背中の側面はうまく伸びません。腰は固定して、上半身だけを真横に倒しましょう。

猫背解消ストレッチ①

　胸の筋肉がすぼまると、胸を張る姿勢がつらくなり、猫背の原因に。胸を開いて、猫背を解消しましょう。

①背筋を伸ばして壁の横に立ち、壁側の手を首の後ろに、反対の手を背中に添える。ひじは壁にあてる。

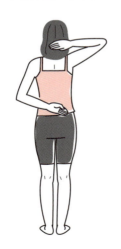
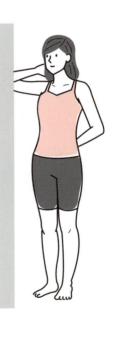

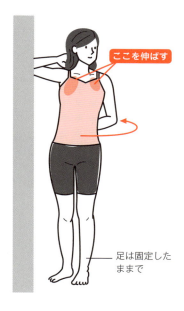

肩・背中

ここを伸ばす

足は固定したままで

②上半身を壁の反対方向にゆっくりひねる。胸の伸びを意識して3呼吸おく。反対側も同様に行う。

\ check /

上半身をひねる際、肩甲骨(けんこうこつ)を引き寄せるようにするのが、胸の筋肉をよく伸ばすコツです。

猫背解消ストレッチ②

　前屈みの姿勢が続くと、お腹の筋肉にも疲労がたまります。お腹を伸ばして、上半身を起こしやすくしましょう。

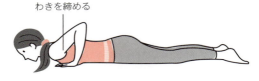

わきを締める

①うつ伏せになり、両手を胸の横につく。

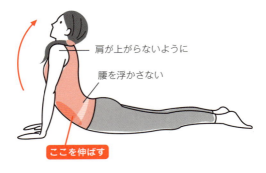

肩が上がらないように
腰を浮かさない
ここを伸ばす

②手で床を押さえ、背中を反らして上半身を持ち上げる。お腹の筋肉の伸びを意識して3呼吸キープする。

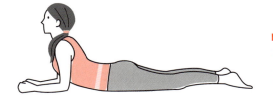

肩・背中

きつい人は

上半身を持ち上げる時に腰などが痛む人は、ひじで上半身を支える姿勢でもOK。それでも腰が痛む人は無理して行わないようにしましょう。

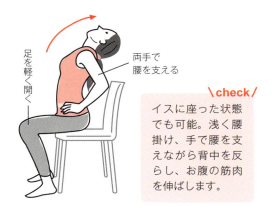

足を軽く開く

両手で腰を支える

\check/

イスに座った状態でも可能。浅く腰掛け、手で腰を支えながら背中を反らし、お腹の筋肉を伸ばします。

猫背解消ストレッチ③

　肩甲骨(けんこうこつ)まわりをほぐして背中を伸ばす動的ストレッチ(→P76)。ゆったりとリラックスしながら行うことが大切です。

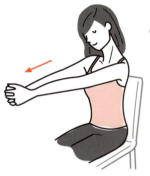

①背筋を伸ばしてイスに座る。手を組み、ひじを伸ばして腕を前に出す。

②組んだ手を外に向け、息を吐きながら腕を頭の上に伸ばす。肩が痛い人は上がるところまででOK。

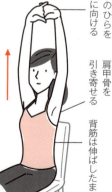

手のひらを上に向ける

肩甲骨を引き寄せる

背筋は伸ばしたまま

肩・背中

肩甲骨を引き寄せた状態をキープして

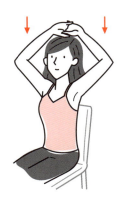

③手のひらを上に向けたままひじを曲げて手の甲を頭につける。

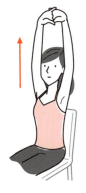
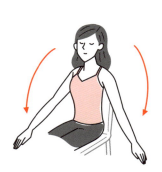

④もう一度息を吐きながらひじを伸ばして②を行い、両手を大きく広げてゆっくり手を下ろす。①〜④を3回ほど繰り返す。

二の腕のたるみ引き締めストレッチ①

タプタプになりがちな二の腕は、体を手で支える時に使う腕の裏側の筋肉のケアが大切。五十肩の予防にも効果があります。

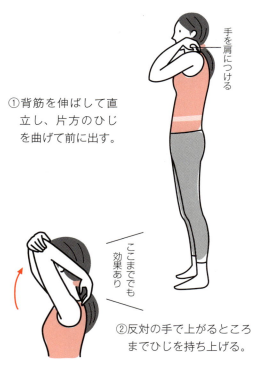

①背筋を伸ばして直立し、片方のひじを曲げて前に出す。

手を肩につける

ここまででも効果あり

②反対の手で上がるところまでひじを持ち上げる。

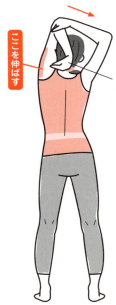

③ひじを頭側に引っ張る。二の腕の裏側の伸びを感じるところで、3呼吸おく。反対側も同じように行う。

肩・背中

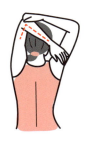

NG

ひじが曲がり切っていないと、腕の裏の筋肉がうまく伸びません。

二の腕のたるみ
引き締めストレッチ②

　たるみや疲れが気になる二の腕。ストレッチしにくい部位ですが、腕をねじることで引っ張って伸ばすことができます。

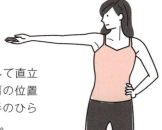

①背筋を伸ばして直立し、片腕を肩の位置まで上げて手のひらを上に向ける。

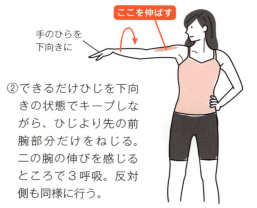

ここを伸ばす

手のひらを下向きに

②できるだけひじを下向きの状態でキープしながら、ひじより先の前腕部分だけをねじる。二の腕の伸びを感じるところで3呼吸。反対側も同様に行う。

肩・背中

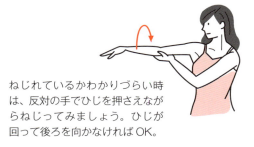

ねじれているかわかりづらい時は、反対の手でひじを押さえながらねじってみましょう。ひじが回って後ろを向かなければOK。

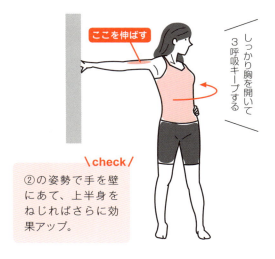

ここを伸ばす

しっかり胸を開いて3呼吸キープする

\check/
②の姿勢で手を壁にあて、上半身をねじればさらに効果アップ。

前腕の疲れ解消ストレッチ

　手先を使う作業を続けると、手首や前腕に疲れがたまります。腱鞘炎予防のためにも、手首周辺の筋肉をほぐしておきましょう。

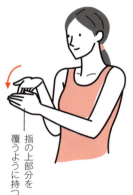

①ひじを曲げて手のひらを上に向け、反対の手で押さえて手首の内側を反らせる。

指の上部分を覆うように持つ

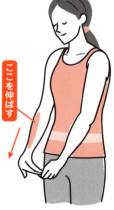

ここを伸ばす

②手を押さえたままひじを伸ばし、3呼吸キープ。反対側も同様に行う。

肩・背中

手の甲全体ではなく指の部分を覆うように持つ

③再びひじを曲げて、次は手の甲を上にして反対の手でつかむ。

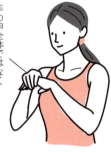

ここを伸ばす

④手をつかんだままひじを前に伸ばし、3呼吸キープ。反対側も同様に行う。

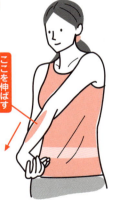

\check/

無理に曲げると手首やひじのケガにつながる恐れも。ひじはゆるめに伸ばし、手首も軽く押さえるだけでストレッチ効果は充分です。

column
静的・動的ストレッチ

　ストレッチは、大きく「静的ストレッチ」と「動的ストレッチ」に分けられます。

　本書では、静止した状態でじっくり筋肉を伸ばす静的ストレッチを多く紹介しています。静的ストレッチは、筋肉の柔軟性を取り戻したり、筋肉の老廃物を流すのを助ける効果があり、こまめに行うことが大切。

　動的ストレッチは、筋肉を大きく動かして体をほぐす運動です。筋肉を刺激して柔軟性を与え、体を温める効果もあります。スポーツ前の準備運動に適しており、ラジオ体操も動的ストレッチにあたります。反対に、スポーツ後のクールダウンには静的ストレッチが最適です。

　それぞれを行うタイミングを知って、効果的に筋肉を伸ばしましょう。

第4章 腰・お腹まわり

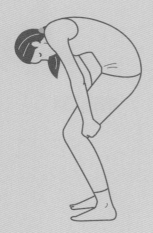

あらゆる動きや全身のバランスに影響する腰まわり。しっかりケアして、美しく健康な体をつくりましょう。

腰痛予防ストレッチ①

　一度起こすと慢性化しやすい腰痛。普段から骨盤まわりの筋肉をほぐしておき、痛めにくい状態をつくっておきましょう。

①背筋を伸ばして台の横に立つ。手を腰にあて、台の反対側の足をクロスさせて台に乗せる。

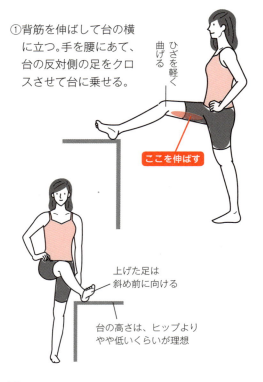

ひざを軽く曲げる

ここを伸ばす

上げた足は斜め前に向ける

台の高さは、ヒップよりやや低いくらいが理想

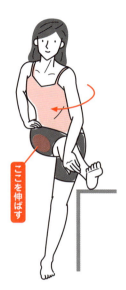

腰・お腹

ぐらつく時はイスなどにつかまって

ここを伸ばす

②上げた足と反対側の手ですねのあたりを押さえ、その足の方向に体をひねる。太ももの外側に伸びを感じるところで3呼吸。反対側も同じように行う。

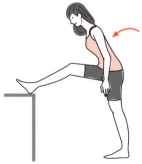

きつい人は

足を真正面に上げて上半身を倒すだけでも効果あり。背筋は伸ばして行いましょう。

腰痛予防ストレッチ②

腰の筋肉が固まると、特にひねる動作に弱くなります。このストレッチで腰の側面をよくほぐしておきましょう。

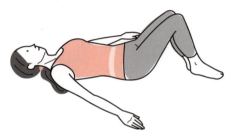

①仰向けに寝て両ひざを揃えて立てる。腕は軽く開き、手のひらを下にして床につける。

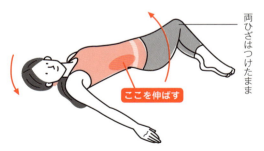

②上半身を床につけたまま両ひざを横に倒し、顔はひざと反対方向に向ける。腰の側面の伸びを意識して3呼吸。反対側も同様に行う。

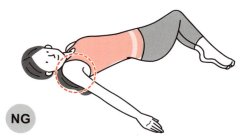

NG

足を倒す時に肩が浮いてしまうと、腰までうまくひねりが伝わらず、伸びが弱まります。ひざは、肩を浮かせずに倒せるところまで倒せば OK です。

腰・お腹

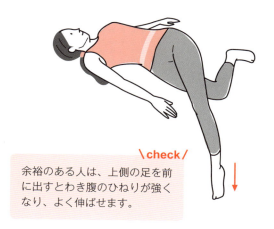

\check/

余裕のある人は、上側の足を前に出すとわき腹のひねりが強くなり、よく伸ばせます。

腰痛予防ストレッチ③

　太ももの裏の筋肉の緊張をほぐし、柔軟性を取り戻せば、骨盤の傾きが改善され、腰への負担も減ります。

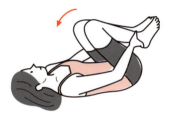

①仰向けに寝て、両ひざを曲げて胸の方に寄せる。

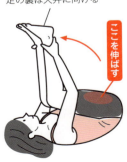

足の力を抜いて、足の裏は天井に向ける

ここを伸ばす

②両手で足首を持って、上に持ち上げる。太ももの裏側が伸びているのを感じながら３呼吸キープ。

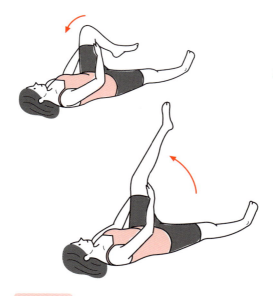

腰・お腹

きつい人は

両足を持ち上げるのがつらい場合は、片足ずつでもOK。一方の脚の太ももを両手で持ち、ひざをゆっくりと胸に近づけていきましょう。

\check/

猫背の改善にも効果あり。猫背が原因で腰痛になることもあるので、姿勢が気になる人は、積極的に行いましょう。

腰痛改善ストレッチ①

　背中の筋肉の緊張が原因で腰痛につながることも。背中部分のこりをほぐせば腰のリンパや血流の流れも改善されます。

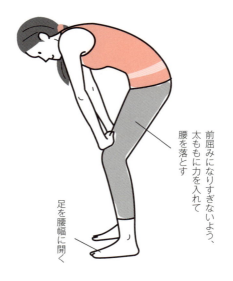

前屈みになりすぎないよう、太ももに力を入れて腰を落とす

足を腰幅に開く

①ひざを曲げて腰を落とす。背中を丸め、両手をひざの上に置いて体を軽く支える。

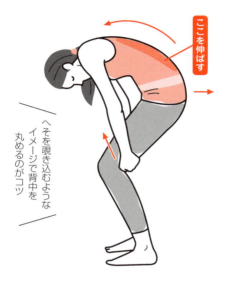

ここを伸ばす

へそを覗き込むようなイメージで背中を丸めるのがコツ

②両手を太ももの裏側に回し、持ち上げるようにして太ももを引っ張る。同時に背中を丸め、腰を突き出す。背中から腰にかけての筋肉の伸びを感じながら、3呼吸キープ。

\ check /

腰には、内臓周辺のリンパ液も集まるので、腰をほぐすと内臓や子宮のはたらきの改善にも効力を発揮します。

腰痛改善ストレッチ②

歩く時に腰が痛む人は、骨盤と太ももをつなぐ腸骨筋（ちょうこつきん）が硬くなっているかも。しっかり伸ばして、脚の動きをスムーズにしましょう。

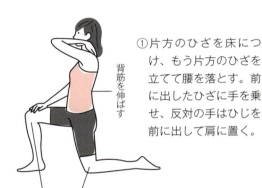

①片方のひざを床につけ、もう片方のひざを立てて腰を落とす。前に出したひざに手を乗せ、反対の手はひじを前に出して肩に置く。

背筋を伸ばす

ひざの角度は左右とも直角に

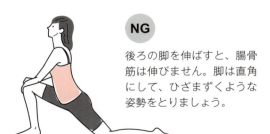

NG

後ろの脚を伸ばすと、腸骨筋は伸びません。脚は直角にして、ひざまずくような姿勢をとりましょう。

腰・お腹

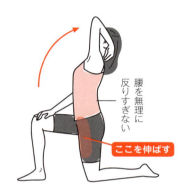

腰を無理に反りすぎない

ここを伸ばす

②お腹をへこませながら上半身を後ろに倒す。腸骨筋は伸びを感じにくいので、無理のないところで体を固定し、3呼吸おく。反対側も同じように行う。

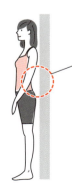

背中とお尻を壁につけて立ち、腰と壁のすき間に手を入れて余裕があると、反り腰の可能性が。

\ check /

腸骨筋が硬くなると「反り腰」の状態になり、体を支える上で腰に大きな負担がかかります。

腰痛改善ストレッチ③

　立ち仕事などで腰が疲れた時は、腰からお尻にかけての筋肉を伸ばし、骨盤まわりの柔軟性を取り戻しましょう。

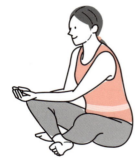

①あぐらをかいて座り、両腕の手首からひじまでをつけて前に出す。

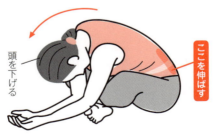

頭を下げる

ここを伸ばす

②息を吐きながら上半身を倒し、両手を床につける。腰のあたりが伸びているのを意識しながら、3呼吸キープ。

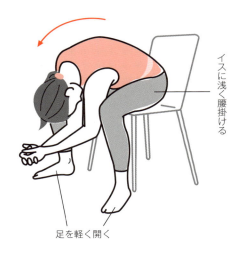

腰・お腹

イスに浅く腰掛ける

足を軽く開く

きつい人は

あぐらの体勢がつらい人は、イスに座ってやっても OK。頭をしっかり下げて背中を丸めます。

\ check /

骨盤の底の筋肉の弾力性が回復するため、尿もれの改善も期待できます。また、体を丸める時に肩甲骨(けんこうこつ)の間を意識することで、腰と同時に肩のストレッチにもなります。

腰痛改善ストレッチ④

　背中の下部から腰にかけての筋肉は運動不足などで硬くなりがち。様々な方向に力を加えてまんべんなく伸ばしましょう。

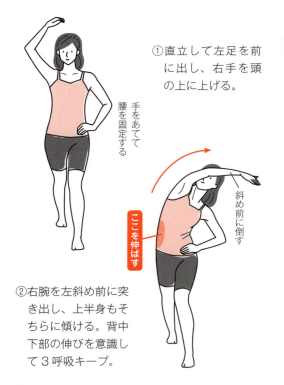

①直立して左足を前に出し、右手を頭の上に上げる。

②右腕を左斜め前に突き出し、上半身もそちらに傾ける。背中下部の伸びを意識して3呼吸キープ。

手をあてて腰を固定する

ここを伸ばす

斜め前に倒す

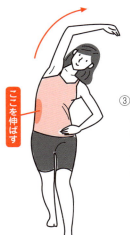

上半身が前後に倒れないようにして真横に傾ける

ここを伸ばす

腰・お腹

③①の体勢に戻してから、上半身を左に傾ける。背中下部から側面にかけての伸びを感じるところで3呼吸キープ。

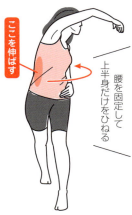

ここを伸ばす

腰を固定して上半身だけをひねる

④①の体勢に戻してから、右腕で引っ張るようにして上半身を左にひねる。背中側面の伸びを意識しながら3呼吸キープ。①〜④までを反対側もくり返す。

腰痛改善ストレッチ⑤

　腰にかかる負荷を軽減するお尻の筋肉の疲れも、腰痛の原因の一つ。硬くなったお尻をほぐすだけで、腰が楽になることもあります。

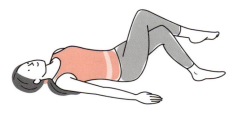

①仰向けになり、左脚のひざを立てる。右脚を組むようにして左ひざに引っかける。

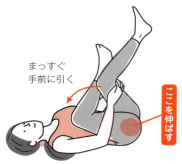

まっすぐ手前に引く

ここを伸ばす

②右手を脚の外から回し、両手で左の太ももを持って胸の方に引き寄せる。右のお尻の内側が伸びるのを意識して3呼吸おく。

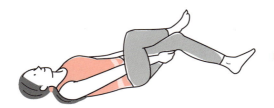

③①の体勢に戻してから、右手を脚の間から通して、両手で左の太ももを持つ。

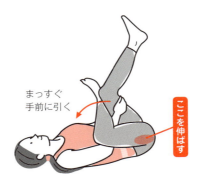

まっすぐ手前に引く

ここを伸ばす

④つかんだ脚を胸の方に引き寄せる。右のお尻の外側の伸びを意識して3呼吸おく。①〜④を反対側も同様にくり返す。

骨盤ゆがみ矯正ストレッチ①

　骨盤、背骨、肋骨をつないでいる筋肉を伸ばすストレッチ。骨盤のバランスを整えてくれます。

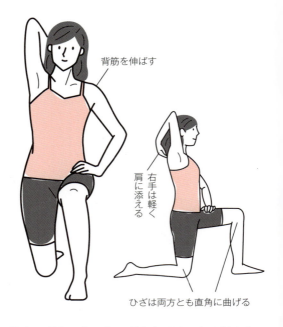

背筋を伸ばす

右手は軽く肩に添える

ひざは両方とも直角に曲げる

①右ひざをつき、左ひざを立てる。右ひじを上に突き出して、左手は太ももに乗せる。

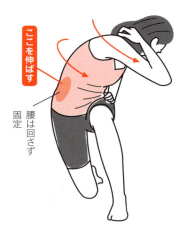

②右ひじを体と交差させるようなイメージで押し出し、上半身をひねる。腰に伸びを感じるところで3呼吸おく。反対側も同様に行う。

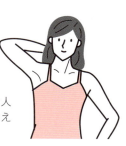

きつい人は

腕を上げると肩が痛む人は、手を首の後ろに添えるだけでもOK。

骨盤ゆがみ矯正ストレッチ②

　下腹の奥で骨盤を支える腸腰筋(ちょうようきん)のストレッチ。骨盤の位置が安定し、脚を前後に動かしたり、前傾する姿勢が楽になります。

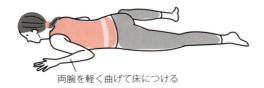

両腕を軽く曲げて床につける

①うつ伏せになり、片足を外に投げ出すようにして曲げる。

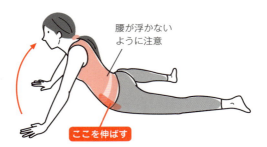

腰が浮かないように注意

ここを伸ばす

②腰を浮かせないようにしながら、両手で上半身を持ち上げる。骨盤まわりの筋肉の伸びを意識して３呼吸キープ。反対側も同様に行う。

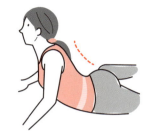

NG

腰を反ると腹筋が伸びるため、効いているように感じてしまいますが、腸腰筋はあまり伸びません。背筋をまっすぐにして体を持ち上げましょう。

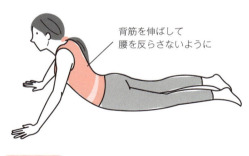

背筋を伸ばして
腰を反らさないように

きつい人は

脚を曲げて体を持ち上げるのがきつい時は、脚を曲げずにやると伸ばす力が弱まって楽にできます。この場合は左右同時に伸ばせます。

ぽっこりお腹
引き締めストレッチ①

　反り腰（→ P87）は、骨盤が前傾して内臓が下がり、ぽっこりお腹の原因に。背骨のゆがみを直して引き締めましょう。

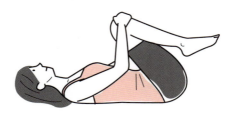

①仰向けになり、両ひざを曲げて両手で抱えるように持つ。

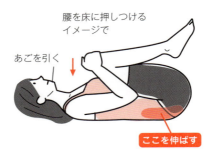

腰を床に押しつけるイメージで

あごを引く

ここを伸ばす

②ひざを胸の方に引き寄せる。腰からお尻にかけての伸びを感じるところで３呼吸。

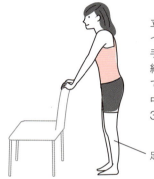

立って行う場合は、イスの背もたれに両手をかけ、体全体を縮こませるようにして腰を丸めます。背中の伸びを意識して3呼吸おきます。

腰・お腹

足を腰幅に開く

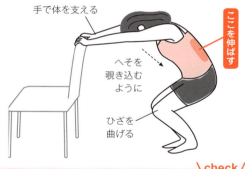

手で体を支える
へそを覗き込むように
ひざを曲げる
ここを伸ばす

\check/

反り腰の人は、立ち仕事やデスクワークで腰の疲れもたまりがち。腰痛改善にも効くので、仕事の休憩時などに行うのがオススメです。

ぽっこりお腹 引き締めストレッチ②

　わき腹の筋肉は体を曲げたりねじったりする他に、内臓を支える役割も。内臓の位置を整えることで、ウエストも引き締まります。

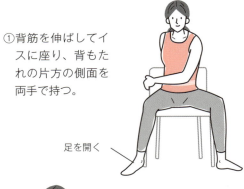

①背筋を伸ばしてイスに座り、背もたれの片方の側面を両手で持つ。

足を開く

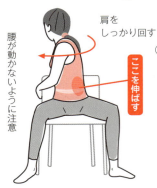

肩をしっかり回す

ここを伸ばす

腰が動かないように注意

②手で背もたれを引っ張るようにして上半身をひねる。わき腹が伸びているところで3呼吸キープ。反対側も同じように行う。

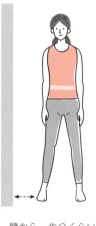
壁から一歩分くらいのところに立つ

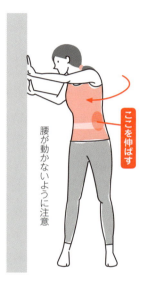
腰が動かないように注意
ここを伸ばす

腰・お腹

イスがない時は、壁を使って行っても OK。
壁の横に直立し、上半身をねじって壁に両手をつきます。座る場合と同様、腰から回らないようにしましょう。

\check/

体の引き締めを目的とするストレッチは、継続することが大切。毎日少しずつでいいので、こまめにやるように心がけましょう。

column
腰痛のメカニズム

　多くの日本人が悩まされている腰痛。その原因は様々ですが、多くの場合、筋肉に原因があると言われています。

　猫背や座った姿勢が続くことで背中が丸まって太もも裏の筋肉が張り、骨盤が後ろに傾く。あるいは、反り腰などで太もも表の筋肉への負担が増え、骨盤が前に傾いて股関節が動きにくくなる。そういった状態で、立ったり座ったり、かがんだりひねったりという動作を加えると、腰に負荷がかかり、痛みが発生します。

　腰が弱いという人は、腰まわりだけを伸ばしたりマッサージしたりしても改善にはつながりません。普段から太ももや股関節の筋肉をほぐして、姿勢を良くするよう心がけることが大切です。

第5章 脚まわり

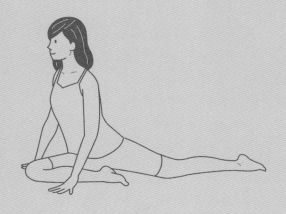

脚は加齢で衰えやすく、「老化は脚から始まる」とも言われます。意識的によく動かして、健康な状態をキープしましょう。

股関節の痛み解消ストレッチ①

　股関節は、年齢とともに硬くなり、脚全体の動作にも影響する部位。立ち仕事などの合間などに行ってほぐしましょう。

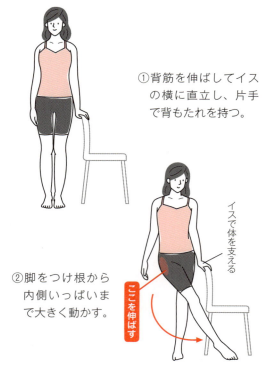

①背筋を伸ばしてイスの横に直立し、片手で背もたれを持つ。

②脚をつけ根から内側いっぱいまで大きく動かす。

ここを伸ばす

イスで体を支える

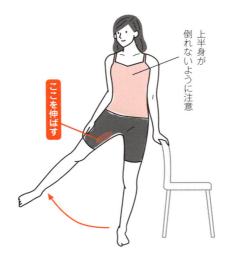

③脚を外側に回し、お尻の側面の筋肉の伸びを感じるところまで広げる。脚を振り子のようにして②〜③を左右5回ほどずつくり返す。

\check/

脚のつけ根のそけい部は、下半身のリンパが集まっている部位です。ここの流れを良くすることで、脚全体が軽くなります。

股関節の痛み解消ストレッチ②

太ももを持ち上げる働きをするお尻の筋肉が硬くなると、股関節にも負担が。お尻をほぐせば、脚を上げる動作が楽になります。

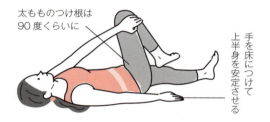

①仰向けになり片方のひざを曲げて、反対側の手をひざの外にあてる。

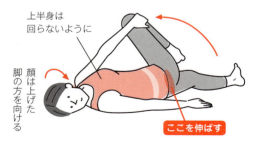

②ひざを押して内側へ倒していき、お尻上部の筋肉に伸びを感じるところで3呼吸。

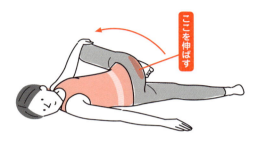

③一度ひざを上に戻し、太もものつけ根をより深く曲げてから、再びひざを内側へ倒す。お尻の下部に伸びを感じるところで3呼吸キープ。

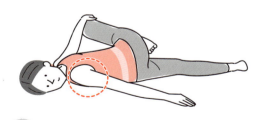

NG

上半身が一緒に回ってしまうと効果が半減。肩を浮かさないように、腕全体を床につけるよう意識しておきましょう。

股関節の痛み
解消ストレッチ③

　脚のつけ根部分がこると股関節の動きも鈍り、転倒の危険も増します。普段は動かしにくい部位なので、意識的にほぐしましょう。

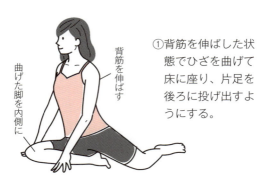

①背筋を伸ばした状態でひざを曲げて床に座り、片足を後ろに投げ出すようにする。

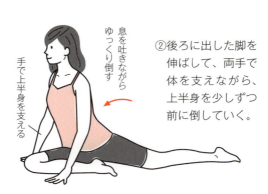

②後ろに出した脚を伸ばして、両手で体を支えながら、上半身を少しずつ前に倒していく。

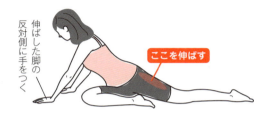

③お尻の外側から太もも横にかけての筋肉の伸びを感じるところで止めて、3呼吸キープ。反対側も同様に行う。

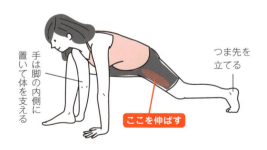

きつい人は

ひざをつきにくい時は、立ったままで足を前後に大きく開くストレッチでも効果あり。

ヒップ引き締めストレッチ①

年齢を重ねるごとに目立つようになるお尻のたるみは、周辺の筋肉が弱っていることが原因。しっかり伸ばして引き締めましょう。

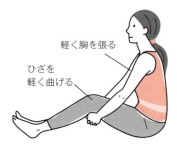

軽く胸を張る
ひざを軽く曲げる

①背筋を伸ばして床に座り、両手で抱え込むようにしてひざの裏を持つ。

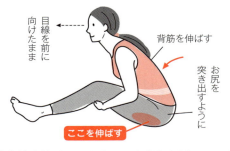

目線を前に向けたまま
背筋を伸ばす
お尻を突き出すように
ここを伸ばす

②背筋を伸ばしたままで、上半身を倒していく。お尻の下部の伸びを感じながら3呼吸おく。

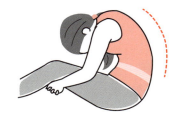

NG

背中を丸めてしまうとお尻の筋肉はあまり伸びません。背筋を伸ばしたまま、股関節の部分から倒すように気をつけましょう。

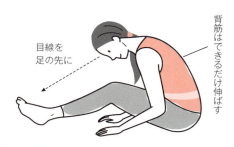

目線を足の先に

背筋はできるだけ伸ばす

きつい人は

ひざを抱え込むのがきつい人は、両手を楽にして、体の重みに任せて上半身を倒すだけでも効果あり。

ヒップ引き締めストレッチ②

　お尻の広い範囲を伸ばすストレッチ。やや伸びを感じにくいですが、脚を持ち上げる時に力を入れすぎないように注意。

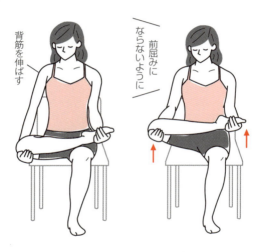

①背筋を伸ばしてイスに座り、右足を左の太ももに乗せる。両手はそれぞれ、右足のひざの下と足の甲に添える。

②両手で脚を持ち上げて胸に寄せる。お尻の筋肉の伸びを感じながら3呼吸キープ。反対側も同様に行う。

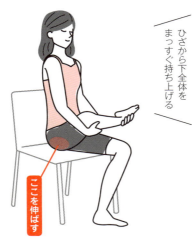

ひざから下全体を
まっすぐ持ち上げる

脚

ここを伸ばす

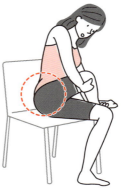

NG

脚を持ち上げる時、体が傾いてお尻が浮いてしまうとうまく伸びません。

太ももの疲れ
解消ストレッチ①

　太ももの筋肉に疲れがたまると、歩く時などに脚のつけ根が痛むことも。加齢で弱りやすい部位なので、こまめなストレッチを。

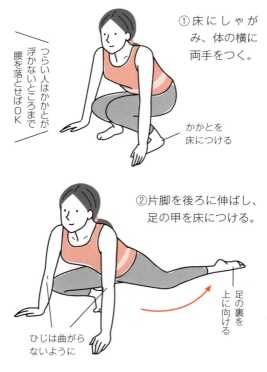

①床にしゃがみ、体の横に両手をつく。

つらい人はかかとが浮かないところまで腰を落とせばOK

かかとを床につける

②片脚を後ろに伸ばし、足の甲を床につける。

足の裏を上に向ける

ひじは曲がらないように

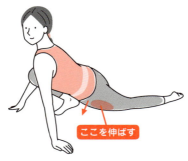

ここを伸ばす

③腰を押し出すようにして、脚の付け根の部分を床に近づけていく。脚の付け根から太もも外側のあたりに伸びを感じるところで3呼吸キープ。反対側も同じように行う。

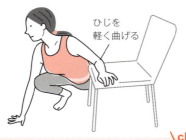

ひじを軽く曲げる

\check/

伸ばす足側の手をイスに置くと、より体重がかかるのでよく伸びます。ただし、腰に負担がかかるので、腰痛の人は控えておきましょう。

太ももの疲れ
解消ストレッチ②

太ももの前部は、立つ時に体を支える重要な部位で、疲労もたまりやすい場所。寝る前などに伸ばして一日の疲れをとりましょう。

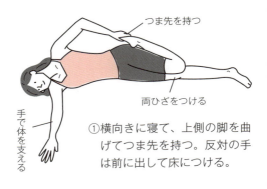

つま先を持つ
両ひざをつける
手で体を支える

①横向きに寝て、上側の脚を曲げてつま先を持つ。反対の手は前に出して床につける。

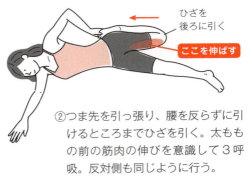

ひざを後ろに引く
ここを伸ばす

②つま先を引っ張り、腰を反らずに引けるところまでひざを引く。太ももの前の筋肉の伸びを意識して3呼吸。反対側も同じように行う。

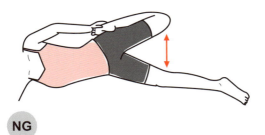

NG

ひざが上に開いてしまうと引っ張る力が逃げて太ももが伸びません。真後ろに引っ張りましょう。

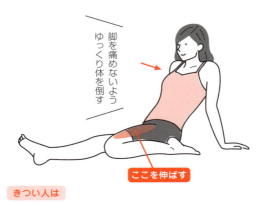

脚を痛めないようゆっくり体を倒す

ここを伸ばす

きつい人は

横になって脚を引くのがつらい時は、床に座って行うことも可能。後ろに手をつき体を倒していき、太ももに伸びを感じるところで3呼吸キープします。

太ももの疲れ
解消ストレッチ③

　太ももは、加齢によるたるみが顕著に表れる部位。ストレッチで、年齢を感じさせない引き締まった状態をキープしましょう。

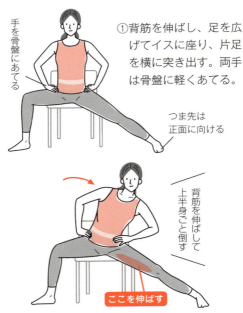

①背筋を伸ばし、足を広げてイスに座り、片足を横に突き出す。両手は骨盤に軽くあてる。

手を骨盤にあてる

つま先は正面に向ける

背筋を伸ばして上半身ごと倒す

ここを伸ばす

②伸ばした脚の方に上半身を倒す。太ももの内側の伸びを意識しながら3呼吸キープ。反対の脚も同様に行う。

脚

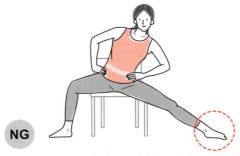

NG

伸ばした脚が外を向くと、太ももの内側があまり伸びなくなってしまいます。

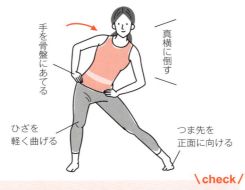

真横に倒す

手を骨盤にあてる

ひざを軽く曲げる

つま先を正面に向ける

\check/

立ったままでも行えます。気持ちいい程度の足の開きで行いましょう。座る場合よりも腰がふらつきがちなので、手でしっかり固定して。

太ももの疲れ
解消ストレッチ④

　歩く時に働く太もも裏の筋肉は、急に動かすと痛めやすい部位です。運動不足にならないよう、よくほぐしておきましょう。

①後ろに手をついて床に座り、片足を前に出す。反対の足はひざを曲げ、伸ばした足のひざの裏あたりにつける。

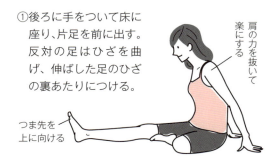

肩の力を抜いて楽にする

つま先を上に向ける

②胸を張り、手で体を持ち上げるようにする。太ももの裏に伸びを感じるところで3呼吸。反対側も同じように行う。

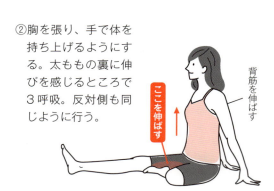

背筋を伸ばす

ここを伸ばす

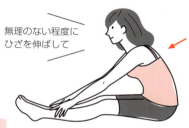

無理のない程度に
ひざを伸ばして

脚

きつい人は

前屈でもOK。両足を前に出してできる範囲で背筋を伸ばして、上半身をゆっくり倒します。

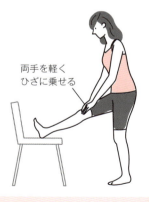

両手を軽く
ひざに乗せる

\check/

立ったまま行う場合は、イスなどに片足を乗せ、背筋を伸ばして軽く上半身を前に倒します。体の硬い人は足を乗せるだけでも効果あり。

ひざの痛み解消ストレッチ①

体重を支えながら、様々な脚の動きに対応するひざは、痛みに悩む人も多い部位です。慢性化する前に、しっかりケアしましょう。

①イスに浅く腰掛け、片足をまっすぐ前に出す。

伸ばした足が床につくくらい浅く腰掛ける

つま先を立ててかかとを床につける

②伸ばした脚の太もも上部に両手を添え、上半身をゆっくり前に倒す。ひざの裏の伸びを感じるところで止めて3呼吸キープ。反対側も同様に行う。

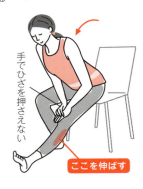

手でひざを押さえない

ここを伸ばす

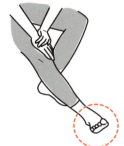

NG

つま先が横を向いたり、前を向いていたりするとうまく伸びません。まっすぐ天井に向けるよう意識しましょう。

脚

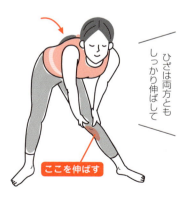

ひざは両方ともしっかり伸ばして

ここを伸ばす

\ check /

立って行う場合は、足を広げて、両手で片方のひざを持って上半身を前に倒します。

ひざの痛み解消ストレッチ②

　ひざの円滑な動きを助ける半月板(はんげつばん)の位置を直して、ひざ関節の動く範囲を広げて曲げ伸ばしを楽にするストレッチです。

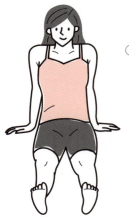

①床に座り後ろに手をついて足を肩幅に広げる。

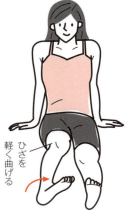

②片方のひざを少しだけ曲げ、親指側に倒す。

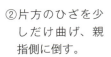

ひざを軽く曲げる

脚

一つひとつの動作をゆっくり

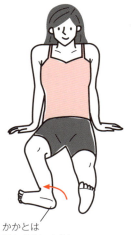

③ひざを曲げたまま、足を小指側に倒す。

かかとは浮かさないように

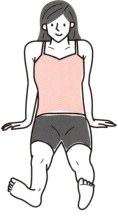

④足を傾けたままでひざを伸ばす。②〜④を左右10回ほどずつくり返す。

ひざの痛み解消ストレッチ③

　ひざを伸ばすと痛む人は、太ももやふくらはぎの裏の筋肉が硬くなっている場合も。無理なく伸ばして、痛みを解消しましょう。

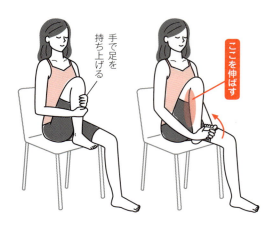

①背筋を伸ばしてイスに座り、片方のひざを曲げて足をイスの上に持ち上げる。

②両手で足のつま先を持ち、体に寄せるように引っ張る。ふくらはぎと太ももの裏の伸びを意識して3呼吸。反対側も同様に行う。

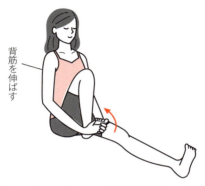

背筋を伸ばす

脚

床に座って行っても OK。片脚を伸ばしてもう片方のひざを胸に寄せ、足の裏を両手で抱えるように持ちます。同じように手前に引いて3呼吸キープ。

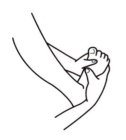

NG

足の甲を持ってしまうとふくらはぎの裏がうまく引っ張れません。つま先を持ちましょう。

\check/

ひざを伸ばさずに行うので、痛む人でもやりやすいストレッチです。こまめに行って、ひざの痛みを解消しましょう。

ふくらはぎのむくみ解消ストレッチ①

　同じ体勢が続くと、血流が滞ってふくらはぎがむくみがち。筋肉をやわらげれば、ポンプ機能が向上してむくみも改善します。

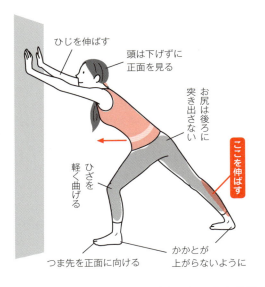

①上半身を前に倒して壁に手をつき、足を前後に開く。両足ともつま先は真正面に向けて、ゆっくりと腰を前に出していく。ふくらはぎの伸びを意識して3呼吸おく。

②一度上半身を起こしてから後ろの足を少し内側に向け、同じように伸ばす。ふくらはぎの外側の伸びを意識して3呼吸。

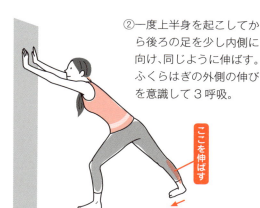

ここを伸ばす

③再び上半身を一度起こしてから、後ろの足を外側に向けて伸ばす。ふくらはぎの内側の伸びを意識して3呼吸。①〜③を反対の足も同様に行う。

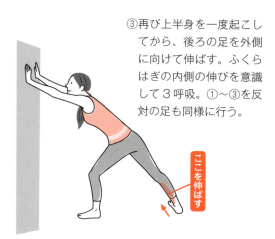

ここを伸ばす

ふくらはぎのむくみ解消ストレッチ②

　立った姿勢を維持するために働くふくらはぎ内部の筋肉。立ち仕事の人などは、休憩時間や終業後などに特に入念にケアを。

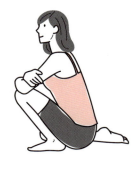

①ひざを立ててしゃがみ、片方の足は下ろしてひざを床につける。立てた方のひざに腕を軽く組んで乗せる。

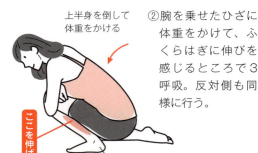

上半身を倒して体重をかける

ここを伸ばす

②腕を乗せたひざに体重をかけて、ふくらはぎに伸びを感じるところで3呼吸。反対側も同様に行う。

かかとが浮かないところまで倒す

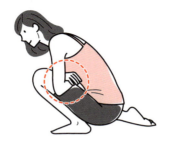

NG

腕を置く位置が低いと、あまりひざに体重がかからず、筋肉がうまく伸びません。ひざ頭を押さえるようなイメージで体重をかけましょう。

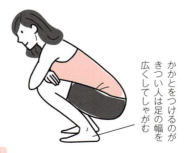

かかとをつけるのが
きつい人は足の幅を
広くしてしゃがむ

きつい人は

片脚ずつだと伸びが強すぎる人は、両ひざを立てて同時に体重をかけることで負荷が軽くなります。

ふくらはぎのむくみ解消ストレッチ③

足首を動かすことで、ふくらはぎとすねの筋肉が刺激され、血流が改善されます。寝る前など、リラックスできる時間に。

①ひざを伸ばして床に座り、両手をついて体を支える。息を吐きながら足の指を大きく開いて数秒静止。

②息を吸って足を一度ゆるめたら、足の指をギュッと握るようにしてつま先を伸ばす。息を吐きながら数秒静止。①〜②を3回ほどくり返す。

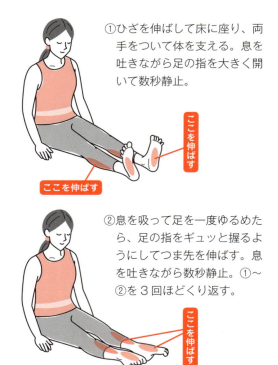

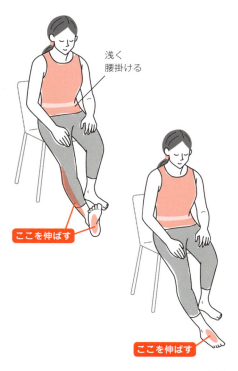

浅く腰掛ける

ここを伸ばす

ここを伸ばす

\check/

イスに座ってやる時も同じ要領で。浅く腰掛けて、①〜②と同じように行います。両足でやりづらければ片足ずつでも OK です。

足の疲れ解消ストレッチ

　立ち仕事を長時間続けたり、たくさん歩いた後は足に疲れがたまります。足の裏だけでなく、足全体をほぐしましょう。

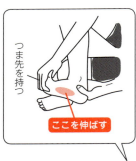

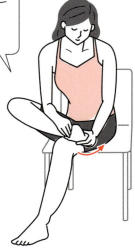

①イスに座り、右足をひざの上に乗せる。左手で右足のかかとを支え、右手でつま先を引っ張って足を反らす。足裏の伸びを意識して3呼吸キープ。

②右手を右のひざに置き、左手で足先を下から持つ。ひざを下に押さえながら左手で足を手前に寄せる。足の甲の伸びを意識して3呼吸キープ。

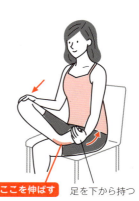

ここを伸ばす　足を下から持つ

脚

③足の指の間を広げ、3呼吸キープ。全ての指の間を順番に伸ばしていく。①〜③を反対の足も同じように行う。

ここを伸ばす

\ check /

足先がほぐれて血流が良くなることで、脚全体の筋肉が楽になります。特にハイヒールを履いた日は疲れやすいので、一日の終わりにケアを。

column
O脚・X脚チェック

　脚を閉じて立った時に、両脚がぴったりつかずすき間ができてしまうO脚、X脚。遺伝などの影響もありますが、歩き方や姿勢の癖によって骨盤がゆがんだり、運動不足で脚の筋肉が衰えることが主な原因となっています。

　O脚・X脚は、見た目の問題だけでなく、冷えやむくみといった健康上の問題にもつながります。また、年齢を重ねるにつれて脚にかかる負担が増加し、慢性的なひざの痛みになることも。

　O脚・X脚はストレッチで矯正することも可能。ただし、数回のストレッチで治るものではありません。根気よく、毎日こまめに続けることが大切です。

　まず、右ページの方法で自身の脚の状態をチェックしてみましょう。

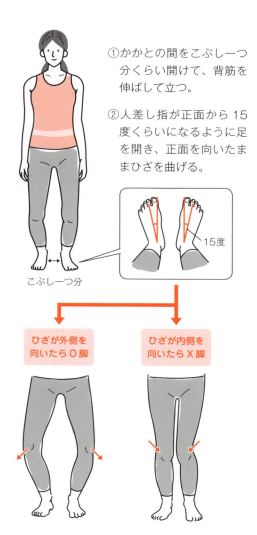

O脚・X脚改善ストレッチ

外向きに開いているひざを内向きに矯正し、O脚を改善するストレッチです。痛い場合は無理しないようにしましょう。

①腰幅より少し広めに足を開き、ひざ立ちの姿勢になる。

やや広めに開く

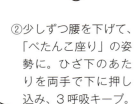

②少しずつ腰を下げて、「ぺたんこ座り」の姿勢に。ひざ下のあたりを両手で下に押し込み、3呼吸キープ。

きつい人は

ぺたんこ座りがつらい人は、お尻と脚の間にタオルを挟むと楽になります。

X脚の場合は反対に、ひざが外向きになるよう調整します。ひざを内側に締めようとする筋肉をほぐすストレッチです。

①両足を手で持ち、両足の裏をつけた姿勢で座る。

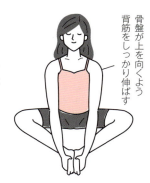

骨盤が上を向くよう背筋をしっかり伸ばす

脚

②ひざの下に手をあて、下に押し込んでいく。股関節の内側が伸びるのを意識しながら3呼吸キープ。

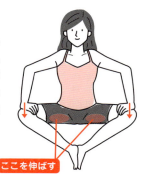

ここを伸ばす

column
靴で体のゆがみチェック①

　体のゆがみは、様々な不調の原因になります。靴のかかととつま先、左右の擦り減り方の偏りは、体がゆんでいるサインです。自分のゆがみを知り、歩き方や姿勢を意識して直しましょう。

かかとの外側が特に擦り減っている

かかとの外側がよく減る人は、重心が外に寄っているということ。O脚やがに股になっているかも。歩く時には、つま先をまっすぐ前に向けて着地するよう意識しましょう。

かかとの内側が特にすり減っている

かかとの内側がよく減っている場合は、X脚や内股の傾向があり、猫背であることも多いタイプ。胸を張って、足をまっすぐ出して歩くようにしましょう。

第6章 女性の不調

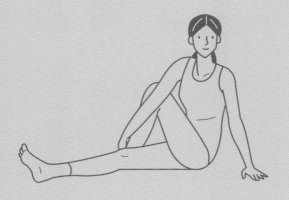

男女で体のつくりが違うため、不調に陥りやすいポイントにも違いが。ここでは、女性に多い不調の改善ストレッチを紹介。

冷え性解消ストレッチ①

　血液が滞りやすく、筋肉も少ないため女性に多い冷え性。ふくらはぎの筋肉をやわらげることで脚の血のめぐりを改善しましょう。

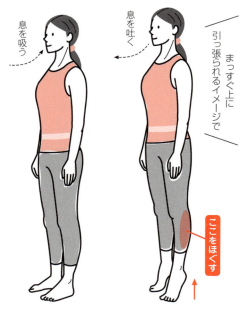

①背筋を伸ばして直立する。息を吐きながらゆっくりかかとを持ち上げて、息を吸いながらかかとを下ろす。この動作を5回くり返す。

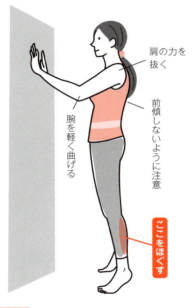

肩の力を抜く

前傾しないように注意

腕を軽く曲げる

ここをほぐす

女性の不調

きつい人は

かかとを上げた状態でバランスのとりづらい人は、壁に手をついてもOK。

\check/

ふくらはぎには、血液を心臓に送り返すポンプの役割が。その筋肉をほぐしてしっかり機能させれば、足先まで血がめぐって温まります。

冷え性解消ストレッチ②

　同じ姿勢を続けていると、腕の筋肉が硬直します。ストレッチで、二の腕から手の先までをほぐして血行を改善しましょう。

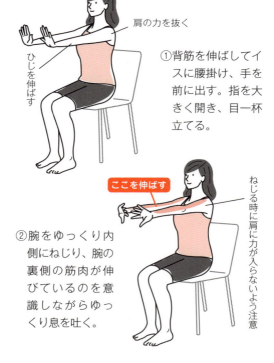

肩の力を抜く
ひじを伸ばす

①背筋を伸ばしてイスに腰掛け、手を前に出す。指を大きく開き、目一杯立てる。

ここを伸ばす

ねじる時に肩に力が入らないよう注意

②腕をゆっくり内側にねじり、腕の裏側の筋肉が伸びているのを意識しながらゆっくり息を吐く。

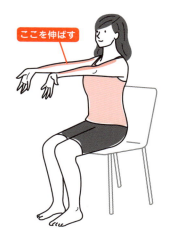

ここを伸ばす

③一度①に戻してから、指が下に向くところまで腕を外向きにねじる。腕の内側の筋肉の伸びを意識しながらゆっくり息を吐く。②〜③を3回ほどくり返す。

\ check /

手のひらと手首を大きく開くことで、指先までの筋肉が刺激されます。指の血行が良くなり、手先のこわばりの改善効果も。

便秘解消ストレッチ①

多くの女性が悩まされる便秘の原因の一つが、腸の働きの低下。お腹まわりのリンパの流れを改善し、腸の調子を整えます。

①背筋を伸ばして床に座り、左ひざを立てて右脚と交差させる。

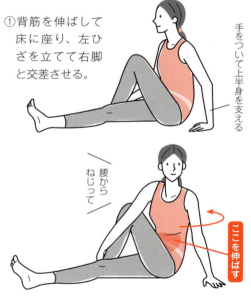

手をついて上半身を支える

腰からねじって

ここを伸ばす

②右腕で左ひざの外側を押さえ、体を左にひねる。お腹の筋肉の伸びを意識して3呼吸おく。反対側も同様に行う。

> **きつい人は**

このストレッチで腰や脚が痛む場合は、寝そべって行う方法もあります。

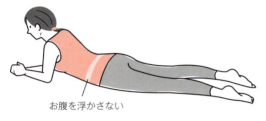

お腹を浮かさない

①うつ伏せになり、両腕をついて上半身を持ち上げる。

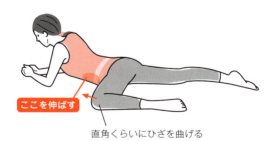

ここを伸ばす

直角くらいにひざを曲げる

②片方のひざを曲げる。曲げた脚側のわき腹が伸びるのを意識して3呼吸。反対側も同様に行う。

便秘解消ストレッチ②

　腹式呼吸でお腹を動かすだけでも、腸の働きは活性化されます。下痢にも効果的なので、お腹の調子が悪い時にオススメです。

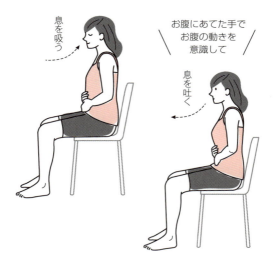

①背筋を伸ばしてイスに座り、へそのあたりに両手をあてる。息を鼻からゆっくり吸ってお腹を膨らませる。

②息をゆっくり吐いてお腹をへこませる。①〜②を3回くらいくり返す。

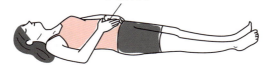

へそのあたりに手を添える

腹式呼吸ができているか不安な人は、仰向けになって行うとお腹の動きがわかりやすくなります。

女性の不調

\check/

簡単なようで意外にできない腹式呼吸。苦手な人は、以下のコツを意識しながらやってみましょう。

・吸った時にお腹が膨らみ、吐いた時にお腹がへこむ
・息を吸う時は鼻から（吐く時はどちらでもOK）
・息は最後まで吐き切る
・お腹を膨らませたりへこませたりするのに腹筋の力を使わない。

腹式呼吸は血のめぐりを改善し、リラックス効果も高いので、疲れを感じた時にも有効です。

月経痛解消ストレッチ①

　月経痛は、下半身の血流やリンパの流れが滞って起こることも。骨盤周辺の筋肉をほぐして、痛みをやわらげましょう。

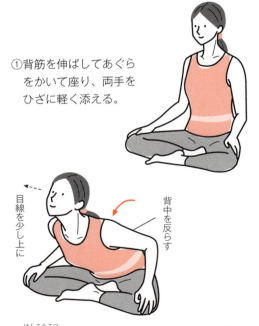

①背筋を伸ばしてあぐらをかいて座り、両手をひざに軽く添える。

②肩甲骨を寄せて胸を張るようにして、息を吐きながら上半身を前に倒す。

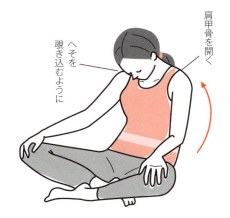

へそを覗き込むように
肩甲骨を開く

女性の不調

③息を吐きながら背中をゆっくりと後ろに引いていき、頭を下げて背中を丸める。②〜③を10回ほどくり返す。

\ check /

くり返し行うことで腰まわりの血行やリンパの流れが良くなります。臓器の活動も活発化され、お腹をスッキリさせる効果もあります。

月経痛解消ストレッチ②

　わき腹も、骨盤まわりのリンパにつながる部位。普段使う機会の少ない筋肉ですが、月経痛が気になる時には伸ばしてみましょう。

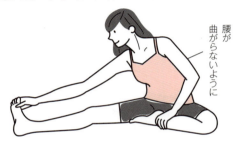

①背筋を伸ばし、両足を開いて座り、片方のひざを曲げる。

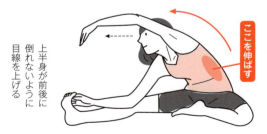

②手を上げて、伸ばした足の方に上半身を傾ける。わきの下からわき腹の筋肉が伸びるところで3呼吸キープ。反対側も同様に行う。

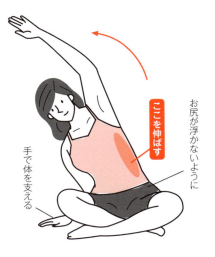

ここを伸ばす
お尻が浮かないように
手で体を支える

きつい人は

脚を伸ばすのがつらい場合は、あぐらの状態で行ってもOK。わき腹の伸びを意識するのが大切。

\check/

リラックス効果も高いストレッチなので、寝る前に行うと安眠にもつながります。

尿もれ解消ストレッチ

　お尻や太ももの筋肉が衰えると、骨盤の底がゆるんで尿もれの原因に。ストレッチで弾力性を取り戻しましょう。

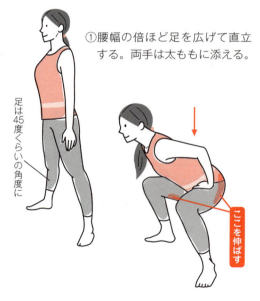

①腰幅の倍ほど足を広げて直立する。両手は太ももに添える。

足は45度くらいの角度に

ここを伸ばす

②ひざを曲げてゆっくり腰を落としていく。脚の付け根からお尻にかけての伸びを意識して３呼吸キープ。この際、息を吸う時にお尻の穴を締めて、吐く時にゆるめるようにする。

きつい人は

腰を落とす姿勢がきつい人は、仰向けになってお尻を持ち上げるストレッチも効果あり。

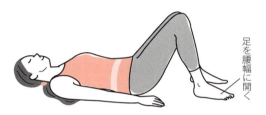

足を腰幅に開く

①仰向けになり、両ひざを立てる。両腕は伸ばして体の横に。

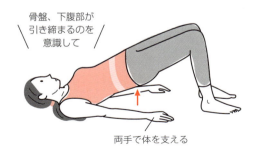

骨盤、下腹部が引き締まるのを意識して

両手で体を支える

②お尻に力を入れて腰を持ち上げる。息を吸う時にお尻の穴を締めて、吐く時にゆるめるようにして3呼吸キープ。

column
靴で体のゆがみチェック②

つま先だけが特にすり減っている

つま先だけがよくすり減る人は、骨盤が前傾し、前のめりに歩いている可能性が高い。首を痛めたり、外反母趾になる危険があるので、かかとから着地するよう意識を。

かかと全体が特にすり減っている

かかとが減る人は、腰を曲げて足を引きずるようにして歩いている傾向が。腰痛を起こしやすいので、きちんとひざを伸ばして歩くことを意識しましょう。

左右の減り方に偏りがある

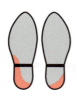

左右の靴で減り方に差がある人は、体の重心が偏っていて、腰やひざ、内臓に悪影響が及ぶ恐れが。座った時に組む脚や、立っている時に重心をかける足が左右に偏らないように気をつけて。

第7章 メンタルケア

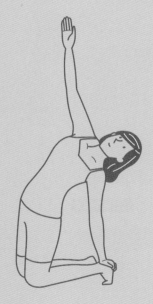

ストレッチは、心もリラックスさせてくれます。ストレスに疲れた時には、体を伸ばして心をほぐしましょう。

自律神経の乱れ
解消ストレッチ①

　自律神経の乱れは、頭痛や不眠など様々な不調を引き起こします。背面のリンパを流して自律神経を調整しましょう。

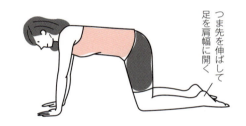

①背筋を伸ばして四つんばいになる。

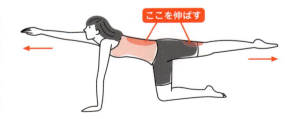

②右手と左足を水平に上げる。足と手を前後に引っ張るイメージで、背中から太ももの裏までの筋肉を伸ばして3呼吸。反対側も同様に。

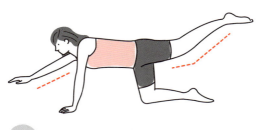

NG

上げた手足のラインがきれいに揃っていないと、背中、お尻、太ももとうまく全体を伸ばせません。

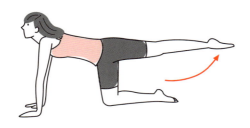

きつい人は

手足を上げるのがきつい人は、両手をついていても効果あり。足を上げ、体を後ろに引っ張るように伸ばしましょう。

自律神経の乱れ
解消ストレッチ②

　胸を開いて全身を大きく反らすことで、自律神経の通っている背中のリンパのめぐりを改善し、体の緊張をやわらげます。

①背筋を伸ばしてひざ立ちし、片方の足を前に出す。

つま先を伸ばす

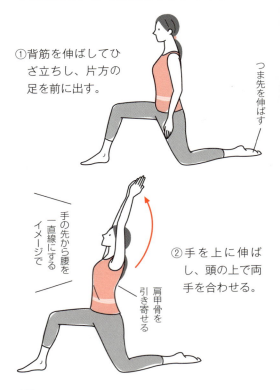

手の先から腰を一直線にするイメージで

②手を上に伸ばし、頭の上で両手を合わせる。

肩甲骨を引き寄せる

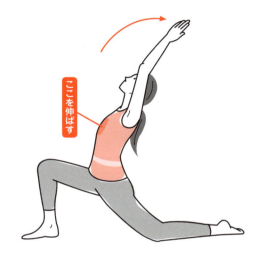

③胸を張ってひざを突き出し、手を後ろに倒すようにして伸ばす。胸が開く感じを意識して3呼吸キープ。

\check/

リラックスできるだけでなく、肩こりや骨盤のゆがみ、太もものむくみ、痛みなど、様々な部位に効果のあるストレッチです。

イライラ解消ストレッチ①

　全身をほぐし、ストレスを取り除くストレッチです。脳もスッキリして、集中力を高めるのにも役立ちます。

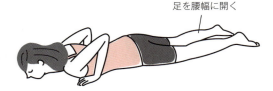

足を腰幅に開く

①足を軽く開いてうつ伏せになり、ひじを曲げてわきの下あたりに添える。

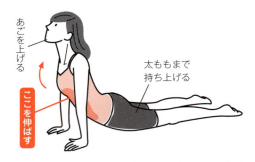

あごを上げる

太ももまで持ち上げる

ここを伸ばす

②両手で体を持ち上げ、背中を反らせる。太ももまでを床から離して両手両足で体を支える。胸からお腹にかけての伸びを意識して3呼吸。

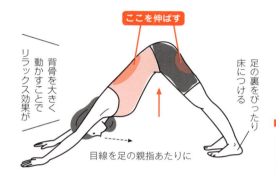

③両手を前に出し、あごを引いて腰を上に突き出す。体の背面が伸びているのを感じながら3呼吸キープする。

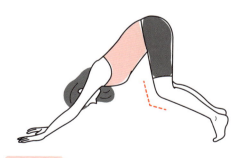

きつい人は

脚の裏側がきつい人は、ひざを軽く曲げてかかとを上げてもOK。背筋はできるだけ伸ばしましょう。

イライラ解消ストレッチ②

　ストレッチで気持ちをスッキリさせるポイントの一つは、伸ばしてから脱力すること。体も心もリラックスさせましょう。

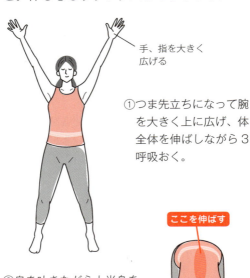

手、指を大きく広げる

①つま先立ちになって腕を大きく上に広げ、体全体を伸ばしながら3呼吸おく。

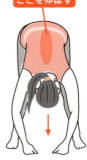

ここを伸ばす

②息を吐きながら上半身を脱力させ、体を前に倒す。無理に前屈せず、重力に身を任せるだけでOK。背中を伸ばしながら3呼吸。

座って行う時は、正座をして上半身を脱力
します。

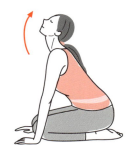

①正座をして両手をひざの斜め前につき、息を
吸いながらあごを上げて背中を反らす。

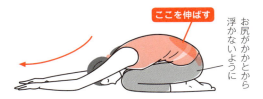

②息を吐きながら上半身を脱力させ、両腕と額
を床につける。背中から腰にかけての伸びを
意識して3呼吸おく。

不安感解消ストレッチ

精神を安定させる神経伝達物質のセロトニンは、9割以上が腸でつくられます。腸の働きを活性化して気分を晴らしましょう。

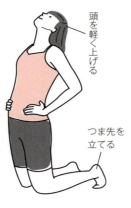

頭を軽く上げる
つま先を立てる

①背筋を伸ばして立てひざになり、両手を腰にあてる。

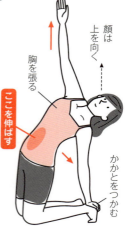

顔は上を向く
胸を張る
ここを伸ばす
かかとをつかむ

②片手を足に置き、反対の手を上にあげて体を後ろに反らす。お腹の筋肉の伸びを意識して3呼吸キープ。反対側も同様に行う。

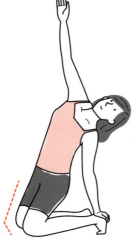

NG

脚が曲がって腰が引けるとうまくお腹を伸ばせません。ひざを立てて、しっかり胸を張りましょう。

メンタル

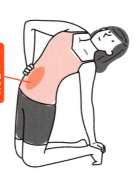

ここを伸ばす

きつい人は

手を上げるのがきつい場合は、腰に置いたままでも OK。

うつ解消ストレッチ

気分が沈みがちな時は、肩を脱力しましょう。緊張させたりゆるめたりをくり返すことで、力が抜けやすくなります。

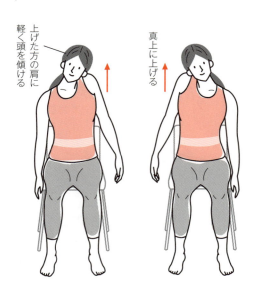

上げた方の肩に軽く頭を傾ける

真上に上げる

①リラックスした状態でイスに座り、右肩と左肩を交互にゆっくり2回ずつ上げる。肩を上げる時に息を吐く。

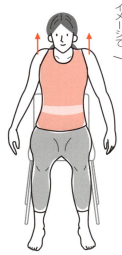

肩を耳に近づけるようなイメージで

②両肩を同時に上げ、ゆっくり呼吸する。

メンタル

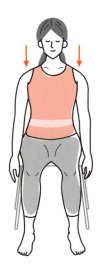

③肩を下ろして上半身を脱力させる。軽く顔を上げ、胸を開いて深呼吸する。

不眠解消ストレッチ①

体の疲れや緊張から、寝つきが悪くなることも。全身を伸ばしてリラックスし、体をよく眠れる状態にしましょう。

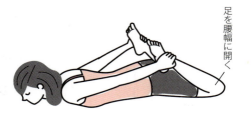

①うつ伏せになり、両ひざを曲げて手で足首のあたりをつかむ。

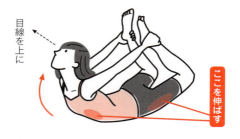

②あごを上げ、足を引っ張るようにして上体を反らせる。胸から太ももの前面が伸びるところで3呼吸キープ。

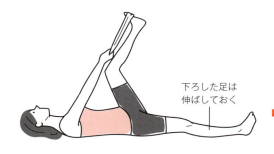

③仰向けになってタオルの両端を持ち、足の裏に引っかけて持ち上げる。

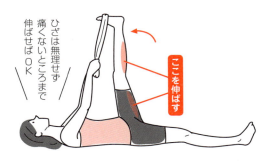

④足を蹴り上げるように上に向け、タオルを手前に引き寄せる。足の裏側の伸びを意識して3呼吸キープ。反対側も同じように行う。

不眠解消ストレッチ②

　胸とお腹の筋肉が硬くなると寝返りや睡眠中の呼吸がしづらくなり、眠りが浅くなります。寝る前にほぐしておきましょう。

①背筋を伸ばしてイスに浅く座り、左腕を肩の高さに上げる。

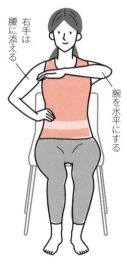

右手は腰に添える

腕を水平にする

②左腕を右に回し、上半身をひねる。

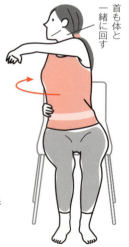

首も体と一緒に回す

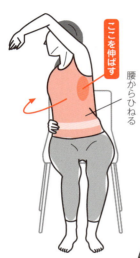

③胸を張りながらひじを持ち上げて上半身をさらにねじる。わきの下から背中にかけての筋肉の伸びを意識して3呼吸キープ。反対側も同様に。

NG

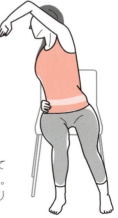

上半身が横や後ろに倒れてしまうとうまく伸びません。腰を立てたまま体をひねりましょう。

column
リンパって何？

　ストレッチやマッサージでリンパの流れを良くして……という話をよく耳にしますが、リンパとはそもそもどういうものなのか、知っていますか？

　私たちは、体中に血管があり、血液が全身に行き渡るようになっています。その血管に沿うように張りめぐらされているのがリンパ管です。リンパ管の中をリンパ液が流れ、体の中の細菌や老廃物を回収する働きをしています。リンパ管は最終的に静脈と合流し、不要物が尿などと一緒に排出されます。

　リンパ管が密集しているところをリンパ節と呼び、首、わきの下や太もものつけ根（そけい部）などに特に多く集まっています。これらの部位をほぐすとリンパの流れが良くなり、有害なものを排出する働きが促されるので、不調の改善につながるというわけです。

第8章 その他の気になる不調

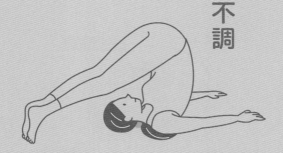

体の内部に起こる様々な体調の変化の中には、筋肉をほぐすことで改善できるものも多くあります。

疲労回復ストレッチ

　胴体の広い範囲をほぐすストレッチ。一日の終わりに行い、次の日に疲れを残さないようにしましょう。

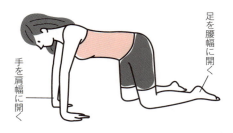

①手首を返した状態で床に手をつき、四つんばいになる。

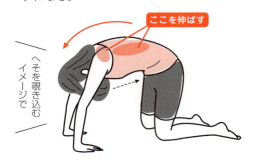

②あごを引いて肩を持ち上げ、背中を丸める。肩甲骨（けんこうこつ）まわりの伸びを意識して３呼吸キープ。

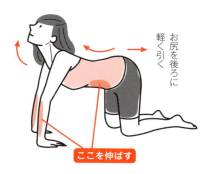

③あごを上げて背中を反らす。お腹と腕の裏の伸びを意識しながら3呼吸キープ。

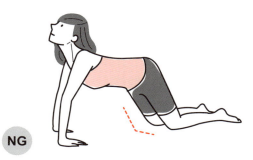

太ももが前後に倒れてしまうとうまく伸びません。ひざはできるだけ直角の状態を維持しましょう。

免疫力アップストレッチ

　胴体から脚のつけ根にかけての広い範囲の筋肉を伸ばすことで、リンパの流れが改善され免疫機能のアップが期待できます。

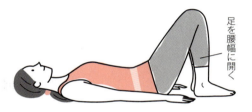

①仰向けに寝て、ひざを立てる。両手は伸ばして床につける。

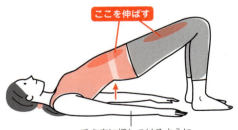

②腰を持ち上げて、胸からひざまでが一直線になるようにする。お腹から太ももの伸びを意識しながら3呼吸キープ。

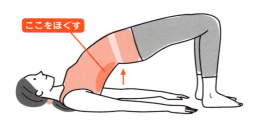

③さらに腰を突き出すようにして持ち上げ、肩甲骨を寄せて3呼吸キープ。

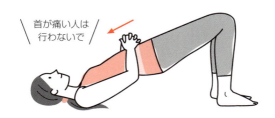

\check/

余裕のある人は、②の体勢で手をお腹にあて、皮膚を胸の方に引っ張るようにするとより伸び、腸の調子も改善します。

代謝アップストレッチ

多くの不調の原因となる基礎代謝の低下。お腹から太ももにかけての筋肉を伸ばして血行を良くし、代謝をアップしましょう。

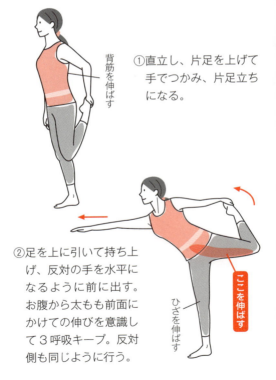

背筋を伸ばす

①直立し、片足を上げて手でつかみ、片足立ちになる。

②足を上に引いて持ち上げ、反対の手を水平になるように前に出す。お腹から太もも前面にかけての伸びを意識して3呼吸キープ。反対側も同じように行う。

ここを伸ばす

ひざを伸ばす

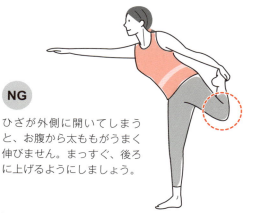

NG

ひざが外側に開いてしまうと、お腹から太ももがうまく伸びません。まっすぐ、後ろに上げるようにしましょう。

その他

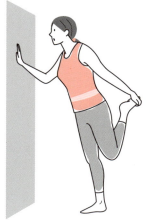

きつい人は

うまくバランスを取れない人は、壁に手をついても大丈夫です。足も無理なく上げられる範囲で上げましょう。

呼吸を楽にするストレッチ

　胸骨や肋骨まわりの筋肉が硬くなると、呼吸がしにくくなります。胸の筋肉をやわらげ、肺が充分膨らむようにしましょう。

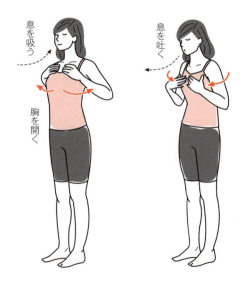

①背筋を伸ばして直立する。指を肋骨に沿わせるようにして胸に手をあて、息を吸う。

②肋骨を内側に寄せるように押しながら、ゆっくり息を吐く。①〜②を5回ほどくり返す。

③両手をお腹のすぐ上あたりの肋骨にあてる。肋骨を押し下げるようにしながら、上半身を左右に傾ける。これを5回ほどくり返す。

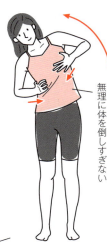

無理に体を倒しすぎない

その他

ゆったりとした呼吸を続けることが大切

④③と同じように肋骨を押し下げるようにして、体をひねりながら左右に傾ける。これを5回ほどくり返す。

腸を整えるストレッチ①

　腸の調子が悪く、お腹がゆるい感じがする時は、ストレッチで内臓を刺激して血流を改善します。

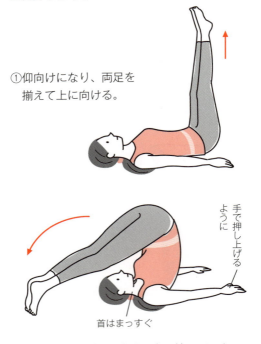

①仰向けになり、両足を揃えて上に向ける。

手で押し上げるように

首はまっすぐ

②お尻を持ち上げ、足を頭の上に持っていき、つま先を床につける。この状態で3呼吸キープ。

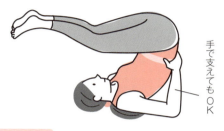

手で支えてもOK

きつい人は

足が床に届かない人は、上げられるところまで上げればOK。ひざは曲がっても大丈夫です。

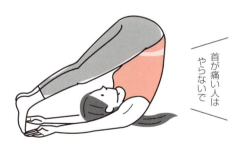

首が痛い人はやらないで

足を上げてもまだ余裕がある人は、手を足の方に回すと内臓がより刺激されます。

腸を整えるストレッチ②

呼吸をする時に働く横隔膜(おうかくまく)は、様々な筋肉に連動している部位。横隔膜をほぐせば、内臓の機能も改善にもつながります。

①背筋を伸ばしてイスに座り、肋骨の内側のすぐ下あたりに手をあててゆっくり息を吸う。

肋骨は傷めやすい骨なので押さないように注意

ここを押す

\ check /

横隔膜は上部が肋骨に覆われるような位置にあります。呼吸だけでなく、胃腸や腰、背中の働きにも影響する重要な筋肉です。

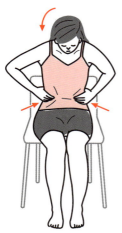

口からゆっくり息を吐きながら押さえる

②3秒くらいかけてゆっくり息を吐きながら、上半身を前に傾けて指を横隔膜に押し込んでいく。

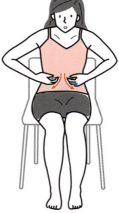

無理に押さないように

③押さえる位置をだんだん外側にずらしながら①〜②をくり返す。

胃痛・胃もたれ解消ストレッチ

　食べすぎなどで消化不良を起こし、胃痛や胃もたれになった時は、お腹まわりのリンパを流すことで改善が期待できます。

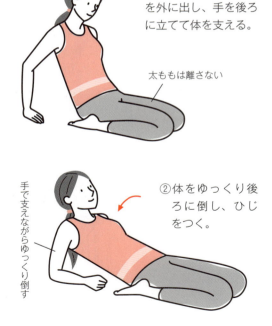

①正座の状態からひざ下を外に出し、手を後ろに立てて体を支える。

太ももは離さない

②体をゆっくり後ろに倒し、ひじをつく。

手で支えながらゆっくり倒す

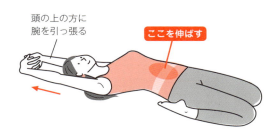

③上半身をさらに倒して仰向けになり、手を組んで上に伸ばす。お腹の伸びを意識しながら3呼吸キープ。

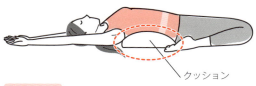

きつい人は

体を後ろに倒すのがきつい人は、腰の下にクッションなどを敷くと楽になります。それでも痛い人は、②の途中の痛気持ちいいところで止めればOK。

貧血防止ストレッチ

　朝起きて体を起こした時にめまいを起こしやすい人は、起き上がる前に体を動かし、全身の血流を良くしましょう。

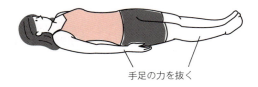

①足を閉じて気をつけの姿勢で仰向けになる。

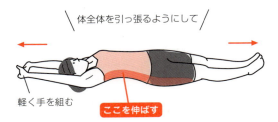

②両手を頭の方に上げて、手と足で体を引っ張るようにして伸びをする。背中から腰にかけての伸びを意識しながら３呼吸。

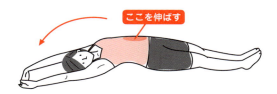

③腰を固定して体を曲げ、わき腹まわりが伸びているところで3呼吸。反対側も同様に行う。

その他

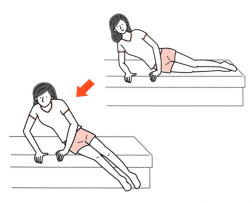

\ check /

朝、起きる時に立ちくらみしやすい人は、急に体を起こさず、一度横向きになり、両手で体を支えながらゆっくり起き上がりましょう。

監修	西川奈穂美
イラスト	BIKKE
装丁デザイン	宮下ヨシヲ（サイフォン グラフィカ）
本文デザイン	渡辺靖子（リベラル社）
編集	廣江和也（リベラル社）
編集人	伊藤光恵（リベラル社）
営業	青木ちはる（リベラル社）

編集部　宇野真梨子・鈴木ひろみ・海野香織
営業部　津田滋春・廣田修・中村圭佑・三田智朗・三宅純平
　　　　栗田宏輔

参考文献：痛みと歪みを治す 健康ストレッチ（池田書店）／
5つのコツでもっと伸びる 体が変わる ストレッチ・メソッド、
疲れた体がよみがえる リセット7秒ストレッチ（高橋書店）／
体を芯からやわらげる 健康ストレッチ（永岡書店）／症状別
みんなのストレッチ（小学館）／Dr. クロワッサン特別編集
リンパストレッチで不調を治す！（マガジンハウス）　ほか

1分でスッキリ　不調が治るストレッチ

2016年1月15日　初版
2018年8月27日　再版

編　集	リベラル社
発行者	隅田　直樹
発行所	株式会社　リベラル社
	〒460-0008 名古屋市中区栄3-7-9 新鏡栄ビル8F
	TEL 052-261-9101　FAX 052-261-9134
	http://liberalsya.com
発　売	株式会社　星雲社
	〒112-0005 東京都文京区水道1-3-30
	TEL 03-3868-3275

©Liberalsya. 2016 Printed in Japan
落丁・乱丁本は送料弊社負担にてお取り替え致します。
ISBN978-4-434-21558-2　20751